# 基因工程制药技术实训教程

主　编　耿荣庆

副主编　赵奕宁　高学仁

参　编　邵　军　丁满生　钱　林

东南大学出版社
SOUTHEAST UNIVERSITY PRESS
·南京·

**图书在版编目(CIP)数据**

基因工程制药技术实训教程 / 耿荣庆主编. — 南京：
东南大学出版社，2022.11

ISBN 978-7-5766-0311-8

Ⅰ. ①基… Ⅱ. ①耿… Ⅲ. ①基因工程－药物学－教
材 Ⅳ. ①R977②Q78

中国版本图书馆 CIP 数据核字(2022)第 207028 号

责任编辑:胡中正　责任校对:韩小亮　封面设计:顾晓阳　责任印制:周荣虎

**基因工程制药技术实训教程**

主　　编　耿荣庆
出版发行　东南大学出版社
社　　址　南京市四牌楼 2 号　邮编:210096　电话:025-83793330
网　　址　http://www.seupress.com
电子邮箱　press@seupress.com
经　　销　全国各地新华书店
印　　刷　常州市武进第三印刷有限公司
开　　本　787 mm×1092 mm　1/16
印　　张　7.25
字　　数　180 千字
版　　次　2022 年 11 月第 1 版
印　　次　2022 年 11 月第 1 次印刷
书　　号　ISBN 978-7-5766-0311-8
定　　价　28.00 元

本社图书若有印装质量问题,请直接与营销部联系,电话:025-83791830。

# 前　言

　　基因工程制药是指通过技术手段改造 DNA、RNA 等片段后，将该片段导入受体细胞中，在受体细胞不断繁殖，大规模生产具有预防和治疗疾病的基因疫苗或药物。1982 年，重组人胰岛素作为世界上第一个基因重组药物正式投放市场，标志着基因工程制药技术的应用正式成为一个产业，开启了基因工程制药新时代。随着研究的深入，包括重组人干扰素、生长激素、红细胞生成素等更多的基因工程药物不断问世，可以成功地治疗遗传性疾病、病毒感染、免疫缺陷疾病和肿瘤等重大疾病，已成为世界各国投资开发的热点。

　　本教材主要涉及获取目的基因片段、构建载体、导入受体细胞、重组子的筛选与鉴定、重组蛋白诱导表达与鉴定、重组蛋白分离纯化与鉴定、重组蛋白的生物活性评估和抗体的制备等基因工程制药的核心技术，基本涵盖了基因工程药物研发的操作技术。

　　本教材适合高等院校生物制药专业及相关专业学生教学使用，也可供制药行业从事研究、设计和生产的工程技术人员参考。

　　在编写过程中，既结合了编者的科研与教学实践，又参考了大量的文献和网络资源，在此一并感谢。由于编者学术水平和编写能力有限，难免有疏漏、错误和不当之处，敬请同行和读者批评指正。

编者

2022 年 10 月

# 目录 CONTENTS

# 第一章 基因工程制药实训概论

## 一、实验室守则

### （一）教师实验守则

（1）遵守实验室的各项规章制度，服从安排，分工协作完成教学任务。

（2）必须穿着实验服进入实验室，衣着得体，不得穿拖鞋和高跟鞋进入实验室。

（3）根据实验教学内容，向实验中心提出所需实验室和仪器设备、药品、试剂、耗材等的使用计划，完成各项前期准备工作。

（4）合理安排实验，应至少提前一周对下一次实验进行预实验，详细记录实验结果，发现问题及时解决，保证实验教学质量。

（5）按照实验教学大纲的内容和要求，严格执行教学计划，认真指导学生完成各项实验操作，帮助学生做好实验记录和实验数据分析。

（6）在指导学生实验时，有权停止未按要求完成实验准备工作或不认真进行实验操作学生的实验，及时制止学生任何违反实验室规章制度的行为。

（7）加强实验教学仪器设备管理。实验开始前，做好仪器设备调试工作，保证实验正常进行。实验过程中，指导学生按规定操作仪器设备，解决遇到的问题。实验结束后，及时对仪器设备进行清洁保养。如果发现仪器设备损坏，应当及时报修。

（8）注意节约水、电和实验耗材。指导学生严格按照规定处理实验废弃物品和废液。督促学生做好值日生工作，作常规安全检查，关闭水、电、门、窗。

（9）督促检查学生及时按要求完成实验报告，批阅实验报告，登记实验成绩。

（10）加强实验室安全管理，特别是实验室生物安全管理，必须认真做好实验室安全记录。

### （二）学生实验守则

（1）学生进入实验室必须穿着实验服，衣着得体，不得穿拖鞋和高跟鞋进入实验室。

（2）遵守实验室各项规章制度，不迟到、不早退。实验过程中保持安静，不追逐嬉闹，不玩手机。不得在实验室内进食、吸烟和乱丢杂物，其他物品一律放在指定位置。

（3）课前按照指导教师的要求认真做好预习，按时提交预习报告。熟悉实验目的、原理，了解实验操作流程和仪器设备操作规范。实验过程严格按照实验教材或讲义中的要求操作。

（4）实验过程中要仔细记录实验数据，客观分析实验结果，认真撰写实验报告，按时提交给指导教师评阅。

（5）每个实验小组使用指定的仪器设备，不得搬用其他实验小组的仪器设备。实验过程中如果发现仪器设备发生故障，及时联系指导教师调试或更换，不得擅自动手拆卸维修。

（6）公用仪器设备和大型精密仪器设备须在指定位置使用，经过指导教师培训后方可上机操作使用，严格按使用说明书操作，规范填写仪器设备使用记录。

（7）公用试剂、耗材等物品使用完后放回原处，一次性耗材使用后丢入指定器皿，避免交叉污染。实验中丢弃的污废物或废液要按指定地点倾倒，防止污染环境。

（8）做好个人安全防护，按要求穿戴一次性手套、口罩和工作帽等。实验中发生意外时，应立即报告、及时处理，切勿隐瞒或自作主张不按规定处理。

（9）轮流值日，做好实验室台面和地面清洁工作。洗净实验器皿，将各类物品放回原处，保持实验室整洁有序。检查门、窗、水、电等设施，经指导教师确认后方可离开实验室。

# 二、实验器材的清洗、包装与灭菌

实验室常用的器材主要包括玻璃器皿、金属器械、橡胶制品和塑料制品等。实验器材的清洗、包装与灭菌是预防和控制实验室内污染的关键步骤之一，而且每类实验器材的处理和消毒措施各不相同。因此，严格的清洗与灭菌工作极为重要，将直接影响着整个实验工作能否顺利开展。

## （一）清洗方法

一般情况下，清洗包括预洗（将一些较容易去除的污渍和大面积的污染物去掉）、浸泡（主要针对顽固污渍，浸泡后更容易清洗）、清洗（利用清洗工具和清洗剂进行深入洗涤）、漂洗（用清水或者纯水漂洗将洗涤剂残留去除）和干燥（晾干或者烘干）等基本步骤。

实验室器皿的清洗方法主要有人工清洗、超声波清洗和全自动清洗三种,每种方法各有优缺点。

表 1-1　人工清洗、超声波清洗和全自动清洗的优缺点

| 方法 | 原理 | 优势 | 不足 |
|------|------|------|------|
| 人工清洗 | 依靠手工或者手持工具进行刷洗或清洗 | 能够适应污染程度不同、污染物不同等各种情况,适用范围广 | 清洗质量难以做到均匀稳定 |
| 超声波清洗 | 超声波空化能连续不断产生瞬间高压强烈冲击物件表面,使物体表面及缝隙中的污垢迅速剥落,从而达到物体表面清洁净化的目的 | 特别适用于有复杂表面和细小管腔的物品 | 空化作用会损坏物品表面 |
| 全自动清洗 | 清洗溶液在循环泵的加压驱动下进入喷射臂和喷射管,加压后的循环水驱动喷射臂旋转,完成对清洗物品的清洗 | 清洗过程可记录、可追溯、清洗工艺可验证,重复性好 | 对不规则形状器具无法适用,需要购置专用设备,且价格较为昂贵 |

（1）玻璃器皿的清洗:新的玻璃器皿在使用前先用自来水冲洗,再用 5% 稀盐酸溶液浸泡过夜,然后再做常规处理。将使用后的玻璃器皿浸入自来水中,让水能够完全进入器皿,尽量不留有气泡(也可将器皿充满洗涤液后,浸泡 6 小时以上或者浸泡过夜);浸泡后的玻璃器皿用软毛刷沾去污剂清洗,洗刷时特别注意洗刷瓶角部位;洗涤剂刷洗或者浸酸后的器皿都必须用自来水充分冲洗,不留任何残迹,最后用去离子水漂洗,自然晾干后备用。

（2）金属器械的清洗:新的金属器械先用沾有汽油的纱布擦去油脂,再依次用自来水冲洗和去离子水漂洗干净,最后用酒精棉球擦拭,晾干后备用。使用过的金属器械先用自来水冲洗后,放入去离子水中煮沸,凉至室温后取出,再用酒精棉球擦拭,自然晾干后备用。

（3）橡胶制品的清洗:新的橡胶制品首次使用前先用自来水冲洗干净,再做常规处理。使用过的橡胶制品先经自来水冲洗后,放入 2% NaOH 溶液中煮沸 15 min;再用自来水冲洗后放入稀盐酸溶液中浸泡 30 min;依次用自来水冲洗和去离子水漂洗干净,自然晾干后备用。

（4）塑料制品的清洗:新的塑料器皿首次使用前,先用 8 mol/L 尿素(使用浓盐酸调节至 pH 为 1)清洗,接着依次用去离子水、1 mol/L KOH 和去离子水清洗,然后用 3~10 mol/L EDTA 除去金属离子的污染,最后用去离子水彻底清洗。使用过的塑料器皿,可只用 0.5% 的去污剂清洗,再依次用自来水冲洗和去离子水漂洗干净,自然晾干后备用。

其他不常用的特殊材质器材的清洗方法参照相关规定流程。

## （二）包装方法

包装的目的是防止消毒灭菌后的实验器材受到污染。因此，洗净、晾干（烘干）的实验器材要及时严格包装，经消毒灭菌后贮存备用。包装通常使用牛皮纸、硫酸纸、纱布、锡箔纸等材料。包装的方式分为局部包装和全包装，前者适用于较大的器皿，后者适用于较小的器皿。

对于体积较大的器皿（大烧杯、烧瓶等）和滤器等容器，可采用局部包装的方法。将开口部分用硫酸纸和牛皮纸（棉布）等材料两层紧密包装，包好后用棉线扎紧。对于体积较小的器皿（培养皿、玻璃吸管、注射器、胶塞等）可以采用全包装的方法，用硫酸纸和牛皮纸等材料两层整体包装；金属器械、棉塞等先装入铝盒或消毒筒中，再用棉布全部包裹，棉线扎紧；手术器械、手套和工作服等可以用棉布直接包裹。一般全包装物品体积不能过大，可以用线绳捆扎，但不宜过紧。放有物品的铝盒或消毒筒等的底部和四周需要有多处通气孔，盒盖或筒盖不宜过紧。

当多个相同容器包装不易辨别时，分别注明内装用品的名称，每个容器内的用品不宜放置过多、过密。盛放吸管的包装盒底部垫上脱脂棉或纱布，管口塞入少许脱脂棉，防止吸管头损坏。

## （三）灭菌方法

实验室常用的灭菌方法主要有物理方法（高压蒸气灭菌法、干热灭菌法、射线杀菌法、过滤除菌法等）和化学方法（消毒剂、抗生素）两大类。

（1）高压蒸气灭菌法

湿热灭菌是目前实验室使用最为广泛、灭菌效果最佳的方法。湿热灭菌使用的仪器设备技术成熟，安全系数高。高压蒸气灭菌法利用高压蒸气以及在蒸气环境中存在的潜热作用和良好的穿透力，使菌体蛋白质凝固变性而使微生物死亡。

用高温加高压灭菌，不仅可杀死一般的细菌，对细菌芽孢也有杀灭效果，是最可靠、应用最普遍的物理灭菌法。主要用于能耐高温的物品，如金属器械、玻璃、橡胶、耐高温塑料制品以及试剂的灭菌。高压蒸气灭菌器的类型和样式较多，常用的主要是下排气式压力蒸气灭菌器和脉动真空压力蒸气灭菌器。下排气式压力蒸气灭菌器是普遍应用的灭菌设备，压力升至 102.9 kPa，温度达 121～126 ℃，维持 20～30 min，可达到灭菌目的。脉动真空压力蒸气灭菌器已成为目前最先进的灭菌设备，蒸气压力 205.8 kPa，温度达 132 ℃以上并维持 10 min，可杀死包括具有顽强抵抗力的细菌芽孢在内的一切微生物。

高压蒸气灭菌的注意事项主要包括：包裹的物品不宜太大，一般应小于 30 cm×30 cm×50 cm，大于该尺寸需要酌情延长灭菌时间；高压锅内的包裹不要排得太密，以免妨碍蒸气透入，影响灭菌效果；对塑料制品不宜放置过于拥挤，以免发生形变；压力、温度和时间达到要求时，指示带上和化学指示剂即应出现已灭菌的色泽或状态；锐性器械，如刀、剪不宜用此法灭菌，以免变钝；瓶装液体灭菌时，如有塑料瓶盖要适当旋松瓶盖，并用牛皮纸或纱布包扎瓶口；如有橡皮塞时，应插入针头排气，切记要保持瓶内外的连通，防止高温膨胀爆裂；注明灭菌日期和物品保存时限，一般可保留 1～2 周；专人负责操作，每次灭菌前，应检查安全阀的性能，以防压力过高发生爆炸，保证安全使用。

（2）干热灭菌法

干热灭菌法是在干燥环境下利用高温杀死微生物从而达到灭菌目的的一种方法。一般有火焰灭菌法和干热空气灭菌法。

火焰灭菌法是指用火焰直接烧灼的灭菌方法。该方法灭菌迅速、可靠、简便，适合于耐火焰材料（如金属、玻璃和陶瓷等）物品与用具的灭菌，不适合药品的灭菌。实验室最常见的火焰灭菌法通常采用酒精灯烧灼。

酒精灯火焰灭菌法的注意事项主要包括：酒精灯的灯芯要平整；添加酒精时，酒精不少于 1/4，但不超过酒精灯容积的 2/3；绝对禁止向燃着的酒精灯里添加酒精，以免失火；绝对禁止用酒精灯引燃另一只酒精灯；用完酒精灯，必须用灯帽盖灭，不可用嘴直接吹；不要碰倒酒精灯，万一洒出的酒精在桌上燃烧起来，应立即用湿布扑盖。

干热空气灭菌法是指用高温干热空气灭菌的方法。该法适用于易被湿热损坏、在干燥条件下使用方便、不易被高温损坏的物品的灭菌，如耐高温的玻璃和金属制品以及不允许湿热气体穿透的油脂、耐高温的粉末化学药品的灭菌，不适合橡胶、塑料以及大部分药品的灭菌。为了保证灭菌效果，一般规定：135～140 ℃灭菌 3～5 h；160～170 ℃灭菌 2～4 h；180～200 ℃灭菌 0.5～1 h。

干热灭菌法的注意事项主要包括：对灭菌物品的理化性质有一定了解，明确其在高温下的稳定性；物品不要摆放太挤，以免妨碍空气流通；灭菌物品不要接触干燥箱内壁的铁板，以防包装纸烤焦起火；灭菌过程中，相关人员不得离开，如遇突发情况及时切断电源；灭菌结束后关掉电源，不要立即打开干燥箱的门，待温度降到 80 ℃以下再打开，否则冷热空气交替，玻璃器皿容易炸裂或发生烫伤事故。

（3）射线灭菌法

射线灭菌法是一种利用射线的特性破坏微生物结构的杀菌方法。射线灭菌法主要包括辐射灭菌法、紫外线灭菌法和微波灭菌法，实验室一般常用紫外线灭菌法。

紫外线灭菌法是利用紫外线照射灭菌的方法。紫外线的作用原理是通过紫外线的照射,不仅破坏、改变微生物的核酸和蛋白质,而且能使空气中氧气产生微量臭氧,从而达到共同杀菌作用。适合于实验室空气、地面、操作台面等的表面灭菌,不适用于药液的灭菌及固体物料的深部灭菌。

紫外线灭菌法的注意事项主要包括:在使用过程中,应保持紫外线灯表面的清洁,一般每两周用酒精棉球擦拭一次,发现灯管表面有灰尘、油污时,应随时擦拭;用紫外线灯消毒室内空气时,房间内应保持清洁干燥,减少尘埃和水雾,温度低于 20 ℃或高于 40 ℃,相对湿度大于 60% 时应适当延长照射时间;用紫外线消毒物品表面时,应使照射表面受到紫外线的直接照射,且应达到足够的照射剂量;不得使紫外线光源照射到人,以免引起损伤。

(4)过滤除菌法

过滤除菌法是将液体或气体通过有微孔的滤膜过滤,使大于滤膜孔径的细菌等微生物颗粒阻留,从而达到除菌目的的方法。过滤除菌法大多用于遇热易发生分解、变性而失效的试剂、酶液、血清、培养液等。一般来说,孔径为 0.22 $\mu m$ 的微滤膜即可有效地去除微生物达到除菌的目的,但如果要去除体积极小的支原体或病毒颗粒,就需要使用孔径更小的纳滤膜(孔径可达 20～50 nm)。

过滤除菌法的注意事项主要包括:在正式过滤前,必须进行过滤系统的密闭性和滤膜的完整性测试;在小孔径滤膜之前使用大孔径的滤膜预过滤,从而防止微孔被过早地堵塞,保证过滤通畅进行,进而获得更高的得率;在过滤除菌过程中要求过滤装置和滤膜自身必须无菌,可以选择购买已经无菌预处理的一次性使用装置(如一次性针头滤器),也可以选择自行无菌处理(市售的滤膜通常可以采用高压蒸气灭菌法除菌);过滤过程要在等级 A 的洁净室内进行(通常可在超净工作台完成)。

(5)化学消毒剂法

用于那些不能利用物理方法进行灭菌的物品、空气、环境、实验器械、工作台面、操作者皮肤、某些实验器皿等。常用的化学消毒剂包括甲醛、高锰酸钾、70%～75%乙醇、过氧乙酸、过氧化氢、银离子复合型、来苏水、环氧乙烷、碘附或碘酊等。在使用化学消毒剂时应注意安全,特别是用在皮肤或实验材料上的消毒剂,须选用合适的药剂种类、浓度和处理时间,才能达到安全灭菌的目的。

① 浸泡法:选用杀菌谱广、腐蚀性弱、水溶性消毒剂,将物品浸没于消毒剂内,在标准的浓度和时间内达到消毒灭菌目的。

② 擦拭法:选用易溶于水、穿透性强的消毒剂,擦拭物品表面,在标准的浓度和时间内达到消毒灭菌目的。

③熏蒸法：加热或加入氧化剂，使消毒剂呈气体，在标准的浓度和时间内达到消毒灭菌目的(适用于室内物品、空气消毒或精密贵重仪器以及不能蒸、煮、浸泡的物品等)。

④喷雾法：借助普通喷雾器或气溶胶喷雾器，使消毒剂产生微粒气雾弥散在空间，进行空气和物品表面的消毒。

⑤环氧乙烷气体密闭消毒法：将环氧乙烷气体置于密闭容器内，在标准的浓度、湿度和时间内达到消毒灭菌目的(特别适用于不耐高热和温热的物品，如精密仪器、电子仪器、光学仪器等，均无损害和腐蚀等副作用)。

化学消毒剂法的注意事项主要包括：易燃易爆品存放在阴凉、通风、无火源、无电开关处，用时轻取轻放，勿猛烈碰撞；消毒时，应注意环境的相对湿度和温度；钢瓶需加温时，热水不可超过70 ℃；对皮肤、眼及黏膜刺激性强的液体，如有接触，立即用水冲洗；在有毒气体消毒的操作过程中，如有头昏头痛等中毒症状时，应立即离开现场，至通风良好处休息。

# 三、实验操作流程

本实训教程的目的是让学生系统学习基因工程制药技术所涉及的基本原理、完整流程和基本操作技术，培养学生具有一定的基因工程制药实验与研究方面的设计能力。在基因工程制药实验过程中，对学生的基因操作技术开展训练，加强基因工程安全和社会伦理学方面的教育，注重素质和能力的培养。

本实训教程主要涉及获取目的基因、构建载体、导入受体细胞、重组子的筛选与鉴定、重组蛋白诱导表达与鉴定、重组蛋白分离纯化与鉴定、重组蛋白的生物活性评估和抗体的制备等核心实验技术。整个实验的操作流程图如图1-1。

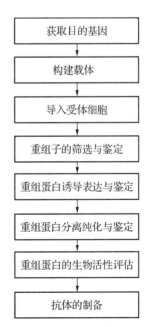

图1-1　整个实验的操作流程图

# 四、实验报告

实验报告是指将实验的目的、方法、过程、结果等内容记录下来并整理写成的书面汇报。书写实验报告是一项重要的基本技能训练，既是对每次实验的总结，又是一个培养和训练学生的逻辑归纳能力、综合分析能力和文字表达能力的过程，也是写作科学论文的基础。

每次实验完成后，应当及时、认真地书写实验报告。实验报告要求文字简练通顺，详细记录实验过程和内容，客观分析实验结果。

实验报告包括的主要内容与格式如下：

（1）实验名称；

（2）所属课程名称；

（3）学生姓名和学号；

（4）实验时间和地点；

（5）实验目的；

（6）实验原理；

（7）实验材料；

（8）实验步骤；

（9）实验结果。

# 第二章 基因的克隆

甲胎蛋白(alpha-Fetoprotein,AFP)是分子量约为 70 kDa 的糖蛋白,含有 591 个氨基酸,源于胚胎内胚层组织细胞,主要由胎儿肝细胞及卵黄囊合成。正常人血清中 AFP 的含量维持较低水平($<20$ μg/L),而肝癌患者的血清 AFP 含量显著升高($>400$ μg/L)。目前,AFP 被认为是肝癌诊断的最佳标志物,其可用于肝癌高危人群筛查和评估肝癌患者预后等。因此制备纯度高、特异性强的 AFP 蛋白可为肝癌的早期筛查提供有效试剂。

本章介绍 9 个常规基因克隆实验,其中实验 5~9 以 AFP 基因为中心,使用基因工程技术将 AFP 基因导入原核载体 pET-28a(+),筛选重组子,为后续原核系统表达 AFP 蛋白做好准备。

## 实验 1  动物组织总 RNA 的提取

【实验目的】
    (1) 学习从哺乳动物组织中提取总 RNA 的原理。
    (2) 掌握 Trizol 法提取动物组织总 RNA。

【实验原理】
    RNA 是生物体内重要的生物大分子,其主要包括信使 RNA(mRNA)、转运 RNA(tRNA)和核糖体 RNA(rRNA),在遗传信息由 DNA 传递到表现生命性状的蛋白质过程中发挥举足轻重的作用。

    Trizol 试剂是一种新型的总 RNA 抽提试剂,包括异硫氰酸胍、苯酚和 RNase 抑制剂等多组分。异硫氰酸胍是一种解耦剂和蛋白质变性剂,可以溶解蛋白质,其主要作用是将细胞中的蛋白/核酸物质解聚得到释放。苯酚也可使蛋白质有效变性。RNase 抑制剂可保持 RNA 的完整性。Trizol 试剂可同时分离一个样品的总 RNA、DNA 和蛋白质,待破碎和溶解细胞后,加入氯仿离心。样品可分为水相和有机相,RNA 存在于水相中,使用异丙醇沉淀水相可回收 RNA。在去除水相后,剩余样品的中间层 DNA 和有机相的蛋白质分别用乙醇和异丙醇沉淀回收。

**【实验材料】**

1 实验器材

冷冻离心机、研钵、移液器、RNase free 枪头、离心管。

2 实验试剂

（1）无 RNase 灭菌水：将蒸馏水加入高温烘烤（180 ℃、2 h）的玻璃瓶中，加入焦碳酸二乙酯（DEPC）至终浓度为 0.01%（体积比，ml/ml），放置过夜后高压灭菌。

（2）75%乙醇：在高温灭菌后的玻璃瓶中，使用 DEPC 处理水配置 75%乙醇，存于 4 ℃低温冰箱。

（3）其他试剂：氯仿、异丙醇。

**【实验步骤】**

（1）取动物组织剪成碎块放置研钵中，加入少量液氮，将组织碎块研磨成粉末，每 50～100 mg 组织加入 1 ml Trizol 试剂，使用移液器吹打至无明显颗粒状。（样品体积不应超过 Trizol 体积的 10%）

（2）将匀浆样品在室温放置 5 min，使其充分裂解。

（3）向 1 ml Trizol 试剂加入 0.2 ml 氯仿，剧烈震荡 15 s，冰上静置 5 min，离心 15 min（13 000 r/min，4 ℃）。

（4）吸取 0.5 ml 上层水相至新的离心管中，加入 0.5 ml 的异丙醇，轻轻混匀，室温静置 10 min，13 000 r/min，4 ℃，离心 10 min。

（5）弃掉上清液，沉淀使用 1 ml 的 75%乙醇溶液清洗，涡旋混匀，13 000 r/min，4 ℃，离心 5 min。

（6）弃掉上清液，于超净台放置 5～10 min（时间不可过长，否则会降低 RNA 的溶解度），使得乙醇挥发。

（7）使用 20～40 μl 无 RNase 灭菌水将沉淀溶解，55～60 ℃放置 10 min，涡旋混匀，以待备用。

**【实验结果】**

测定 OD 值从而定量 RNA 浓度，通过 RNA 的 $A_{260}/A_{280}$ 判断其纯度。

$A_{260}$ 是核酸最高吸收峰的吸收波长，$A_{280}$ 是蛋白最高吸收峰的波长，$A_{230}$ 是碳水化合物最高吸收峰的吸收波长。$A_{260}/A_{280}$、$A_{260}/A_{230}$ 是核酸纯度的指示值。纯净 RNA 的 $A_{260}/A_{280}$ 在 1.7～2.0 之间，若小于 1.7 表明有蛋白质或者酚污染。

**【注意事项】**

（1）严格防止 RNase 污染，以确保提取 RNA 的完整性：在固定提取区域进行操作，实验过程均佩戴手套且经常更换新手套，用酒精擦拭台面。

（2）所有玻璃器皿均高压灭菌后置于干燥烘箱中 180 ℃烘烤 2 h 以上；不能高温烘烤的塑料制品，可用 0.5 M 的 NaOH 浸泡 10 min，并用水彻底清洗，高压灭菌即可以去除 RNase。使用无 RNase 的塑料制品和枪头避免交叉污染。

（3）配置溶液必须使用 DEPC 水，75％乙醇溶液配置后有效期为 1 周。

（4）DEPC 与氨水溶液混合后会产生致癌物，需小心操作。

（5）氯仿易挥发，且对塑料具有腐蚀性，不可存放于塑料管中。

**【课后思考题】**

（1）思考提取的总 RNA 得率太低的原因。

（2）倘若存在 DNA 污染，有何改进方法？

## 实验 2　细菌质粒 DNA 的提取

**【实验目的】**

（1）学习细菌质粒 DNA 提取的原理。

（2）掌握碱裂法小量提取细菌质粒 DNA 的方法。

**【实验原理】**

细菌质粒是一类闭环双链的 DNA 分子，其分子量大小为 1～200 kb，是独立于细胞核外而存在于细胞质中的遗传物质，其可随着染色体的复制，通过细胞分裂传递给后代。质粒是目前最常用的基因克隆的载体分子，目前实验室最常使用碱裂解法提取质粒 DNA。

碱裂解法提取质粒的基础是根据拓扑学上的差异来分离共价闭合环状质粒 DNA 与线性染色体 DNA。在 pH 为 12.0～12.6 的碱性环境中，SDS 可使细菌的细胞壁与细胞膜均破裂，释放出其染色体 DNA、RNA 及质粒 DNA。此时，所有双链 DNA 解聚成单链，而质粒 DNA 超螺旋共价闭合环状结构的两条互补链不完全分离。当 pH 恢复到中性时，在高盐浓度下，大分子量的染色体 DNA 只是部分复性，并形成不溶性的网状结构，与细胞碎片、部分蛋白质和不稳定的大分子量的 RNA 一起可通过离心除去。而环状质粒 DNA 的两条互补链仍保持在一起，迅速复性，溶解于上清液中，从而达到初步分离的目的。试剂盒采用改进 SDS-碱裂解法裂解细胞，离心吸附柱内的硅基质膜在高盐、低 pH 状态下选择性地结合溶液中的质粒 DNA，再通过漂洗液将杂质和其他细菌成分去除，最后以低盐、高 pH 的洗脱缓冲液将纯净质粒 DNA 从硅基质膜上洗脱。

**【实验材料】**

**1　实验器材**

高速离心机、研钵、移液器、枪头、1.5 ml 无菌离心管。

**2　实验试剂**

（1）溶液 I：25 mM Tris-Cl(pH 8.0)，50 mM 葡萄糖，10 mM EDTA。

（2）溶液 II：250 mM NaOH，1%(w/v)SDS。

（3）溶液 III：3 M 醋酸钾，5 M 醋酸。

（4）溶液 IV：10 mM Tris-HCl(pH 7.5)，80% 乙醇。

（5）TE 溶液：10 mM Tris-HCl(pH 8.0)，1 mM EDTA。

（6）其他试剂：LB 培养基，RNA 酶(RNase A)，吸附柱。

**【实验步骤】**

（1）取 2～5 ml 过夜培养的菌液加入离心管中，12 000 r/min，离心 1 min，收集菌体沉淀。

（2）使用 250 $\mu$l 的溶液 I（加入 RNase A）充分悬浮细菌沉淀（可用移液器吹打悬浮或剧烈震荡），室温静置 2～3 min。

（3）加入 250 $\mu$l 的溶液 II（新鲜配制），温和并充分地上下翻转混合 4～6 次，视菌体充分裂解，直至溶液呈清亮，并有黏性，此步骤不超过 3 min。

（4）加入 350 $\mu$l 的溶液 III，温和并充分地上下翻转混合 6～8 次，会出现白色絮状沉淀，12 000 r/min，离心 10 min。

（5）小心吸取上清液转移至吸附柱中，并将吸附柱放入收集管里，以 12 000 r/min，离心 1 min，弃收集管中滤过液，将吸附柱放入收集管中。

（6）加入 700 $\mu$l 的溶液 IV，静置 1 min，12 000 r/min，离心 1 min，弃收集管中滤过液，将吸附柱放入收集管中。

（7）再次加入 700 $\mu$l 的溶液 IV，12 000 r/min，离心 1 min，弃收集管中滤过液，将吸附柱放入收集管中。

（8）将收集管以 15 000 r/min，空离心 2 min，以彻底去除吸附柱上的溶液 IV。

（9）将吸附柱盖子打开，室温静置 5 min，以彻底去除溶液 IV 的乙醇。

（10）将吸附柱置于一个干净的 1.5 ml 离心管中，在硅基质膜中央部位 50～100 $\mu$l 的 TE 溶液，室温静置 5 min，12 000 r/min，离心 2 min。

（11）丢弃吸附柱，离心管中溶液中含有目的质粒 DNA，置于 4 ℃ 或 −20 ℃ 保存。

**【实验结果】**

测定 OD 值从而定量质粒 DNA 浓度，通过 DNA 的 $A_{260}/A_{280}$ 判断其纯度。纯净 DNA 的 $A_{260}/A_{280}$ 在 1.8～2.0 之间。

**【注意事项】**

（1）所用实验器具必须严格清洗，并用双蒸水（$ddH_2O$）冲洗 2 次，凡可以进行灭菌的试剂与器具都要经过高压蒸气灭菌，防止外源性核酸酶对 DNA 的降解以及其他杂质的污染。

（2）细菌培养不要超过 16 h，否则细菌会崩解，引起细菌大量死亡，导致质粒丢失。

（3）收集菌体提质粒前，培养基要去除干净，同时保证菌体在悬浮液中充分悬浮。

（4）溶液 I 在用前加入 RNase A，并置于 4 ℃ 保存，现用现取。

（5）加入溶液 II 切忌剧烈振荡，时间不应超过 5 min。

**【课后思考题】**

（1）质粒抽提实验中溶液Ⅰ、Ⅱ、Ⅲ、Ⅳ各有什么作用？

（2）质粒载体与天然质粒相比有哪些改进？质粒的基本性质有哪些？

## 实验 3 琼脂糖凝胶电泳检测 DNA 片段

**【实验目的】**

(1) 学习琼脂糖凝胶电泳分离鉴定 DNA 片段的原理。

(2) 掌握琼脂糖凝胶电泳检测质粒 DNA 的方法。

**【实验原理】**

电泳是分离和纯化 DNA 片段的常用技术。DNA 分子在琼脂糖凝胶中移动时有电荷效应和分子筛效应。DNA 分子是一种两性电解质,在高于其等电点的 pH 溶液中带负电荷,其在电场中会向正极移动。DNA 双螺旋结构糖-磷酸骨架存在重复性,相同长度的 DNA 分子几乎带有等量的净电荷。不同长度的 DNA 片段就会表现出不同的迁移率,即分子越大,迁移率越低,据此可进行 DNA 的分离。

不同相对分子质量的 DNA 可以通过凝胶电泳分离,相对分子质量相同但构型不同的 DNA 分子可以通过凝胶电泳鉴别。在抽提质粒 DNA 过程中,由于各种因素的影响,使超螺旋的共价闭合环状结构的质粒 DNA 的一条链断裂,变成开环 DNA(open circle DNA),若果两条短链发生断裂,就转变为线状 DNA(linear DNA)。这三种构型的分子有不同的迁移率。一般情况下,超螺旋型迁移速度最快,其次为线性分子,最慢的是开环 DNA 分子。

琼脂糖是一种天然聚合长链状分子,可以形成刚性的滤孔,凝胶孔径的大小决定于琼脂糖的浓度。琼脂糖浓度越高,孔隙越小,其分辨能力就越强。一般琼脂糖凝胶适用于分离分子量大小在 0.2~50 kb 范围内的 DNA 片段。配置多大浓度的琼脂糖凝胶,要根据被检测的 DNA 分子大小来确定(如表 2-1)。

表 2-1 线性 DNA 片段分离有效范围与琼脂糖凝胶浓度关系

| 琼脂糖凝胶的百分浓度(%) | 分离线状 DNA 分子的有效范围(kb) |
| --- | --- |
| 0.3 | 5~60 |
| 0.6 | 1~20 |
| 0.7 | 0.8~10 |
| 0.9 | 0.5~7 |
| 1.2 | 0.4~6 |
| 1.5 | 0.2~4 |
| 2.0 | 0.1~3 |

DNA 的分离可以通过加入示踪染料进行电泳而得到检测。溴化乙啶(EB)可插

入 DNA 分子中的碱基对之间形成光络合物,在 254～365 nm 波长紫外光照射下,呈现出红色荧光,然而 EB 是一种诱变剂,具有中等毒性,且废弃的 EB 染液易污染环境。目前更多的使用 GelRed 荧光核酸染料,其结合于 dsDNA 双螺旋小沟区域,在游离状态下,GelRed 发出微弱的荧光,但一旦与双链 DNA 结合后,荧光大大增强,灵敏度和稳定性都较高,对环境无污染。

**【实验材料】**

1 实验器材

凝胶成像系统、琼脂糖凝胶电泳系统、移液器、枪头、离心管、微波炉。

2 实验试剂

(1) $1\times$ TAE 溶液($1\times$ 表示使用时稀释 1 倍,下同):40 mM Tri - 乙酸,1 mM EDTA,pH 8.3。

(2) $6\times$ Loading Buffer:30 mM EDTA,36% 甘油,0.05% 二甲苯胺蓝,0.05% 溴酚蓝。

(3) 其他试剂:质粒 DNA,琼脂糖,DNA Marker,GelRed($10\ 000\times$)。

**【实验步骤】**

(1) 洗净制胶模具,在固定位置插上梳子,梳子尺寸的选择根据具体上样量而定。

(2) 根据 DNA 的大小,参照表 2-1 决定凝胶中琼脂糖浓度。如 1% 琼脂糖凝胶配方:称取 0.5 g 琼脂糖,放入锥形瓶中,加入 50 ml $1\times$ TAE 缓冲液,用保鲜膜封口,刺一个小孔。置于微波炉中档加热 2 min 至溶液澄清。

(3) 稍微冷却凝胶(约 60 ℃),加入 5 $\mu$l GelRed 核酸染料($10\ 000\times$)染色,轻轻摇匀,避免产生气泡。

(4) 将凝胶液倒入长方形制胶板中,凝胶厚度一般为 0.3～0.5 cm。倒凝胶液时要缓慢,以防气泡产生,如有气泡可用移液枪吸出。

(5) 室温静置半小时以上,待冷却凝固后拔出梳子,并将胶块放入电泳槽中,向电泳槽中加入 $1\times$ TAE 缓冲液,液面高出凝胶表面 0.5 cm 即可。

(6) 吸取质粒样品 5 $\mu$l 至于封口膜上,加入 1 $\mu$l 的 $6\times$ Loading Buffer,用移液枪吹打混匀,防止产生气泡,用微量加样枪将样品和 5 $\mu$l 的 DNA marker 分别小心加入点样孔内。

(7) 盖上电泳槽盖,打开电源。调节电压保持在 90 V,电流在 80 mA 以上。观察溴酚蓝由负极向正极移动,当条带移动至距胶板下沿 1～2 cm 的位置时,可停止电泳。

(8) 切断电源,取出胶块,放入凝胶成像系统,打开紫外灯拍照,记录分析结果。

**【实验结果】**

使用碱裂解法提取的质粒DNA,电泳结果存在2~3条带,最下方是超螺旋型,中间是线性分子,最上方是开环DNA分子,质量结果较好的质粒,超螺旋含量在90%以上。若溶解时未加入RNase,则小分子RNA片段出现在凝胶下部,呈现很亮的一片。

常用的DNA Marker包括1 kb Ladder和DL2000,如图2-1所示,通过条带位置对比Marker可初步判断DNA的大小。

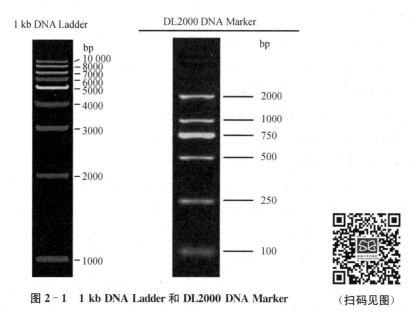

图2-1  1 kb DNA Ladder 和 DL2000 DNA Marker    (扫码见图)

**【注意事项】**

(1) 制胶时要等胶凝固才可拔开梳子,方向要竖直向上,避免破坏点样孔。

(2) 小心点样,避免产生气泡。

(3) 紫外线照射不要太久。

**【课后思考题】**

(1) DNA在电泳中的迁移率取决于哪些因素?

(2) 什么是Loading Buffer? 其各组分的作用是什么?

(3) 为何使用1×TAE溶液制备琼脂糖凝胶?

# 实验 4 DNA 片段的回收与纯化

**【实验目的】**

(1) 了解 DNA 回收的原理。

(2) 掌握从琼脂糖凝胶中回收目的 DNA 片段的方法。

**【实验原理】**

对于 DNA 样品(PCR 产物、酶切产物和提取的质粒等)进行检测和纯化的一种常用方法是进行琼脂糖电泳分析,电泳后可以使目的 DNA 片段与其他 DNA 条带、酶、RNA 等杂质有效分离,然后通过胶回收的手段将目的 DNA 从凝胶中分离出来,得到纯化的目的 DNA。纯化 DNA 片段的方法很多,如:电泳洗脱法、冻融挤压法、低熔点胶熔化法等,各种方法各有其优点,根据所要回收的 DNA 分子大小、回收的规模、凝胶的浓度等具体情况选择一种回收方法。

目前最常用的是 DNA 回收试剂盒,当琼脂糖凝胶在 55 ℃溶解在缓冲液后,上样到一个具有特殊滤膜的离心柱上,由于高盐低 pH 的缓冲液会破坏膜周围的水合结构,在强阴性的膜和 DNA 分子之间建立阳离子盐桥,DNA 分子特异性结合到离心柱的硅胶膜上,其他杂质如蛋白质、其他有机化合物、寡核苷酸及引物等则被乙醇清洗掉而转移到收集管中。当加入水或者低盐高 pH 缓冲液时,阳离子盐桥断裂,则 DNA 被洗脱,从而从胶中被纯化出来。100 bp～40 kb 大小片段回收率大于 80%,而小于 100 bp 或者大于 10 kb 的 DNA 片段回收率为 30%～50%。

**【实验材料】**

**1 实验器材**

凝胶成像系统、水浴锅、离心机、移液器、RNase free 枪头、离心管、切胶板。

**2 实验试剂**

天根琼脂糖凝胶 DNA 回收试剂盒(DP209)。

**【实验步骤】**

(1) 在长波紫外光(280～320 nm)的照射下,判断目标 DNA 的位置,使用干净的切胶板小心切取含有目标 DNA 片段的琼脂糖凝胶(尽量切除多余部分),并放置干净的离心管中,称取质量。

(2) 柱平衡步骤:向吸附柱 CA2 中(吸附柱放入收集管中)加入 500 μl 平衡液 BL,12 000 r/min 离心 1 min,倒掉收集管中的废液,将吸附柱重新放回收集管中。

(3) 向胶块中加入等倍体积溶液 PN(如果凝胶重为 0.1 g,其体积可视为 100 μl,

则加入 100 μl PN 溶液),50 ℃水浴放置,其间不断温和地上下翻转离心管,以确保胶块充分溶解。如果还有未溶的胶块,可继续放置几分钟或再补加一些溶胶液,直至胶块完全溶解(若胶块的体积过大,可事先将胶块切成碎块)。

注意:对于回收<300 bp 的小片段可在加入 PN 完全溶胶后再加入 1/2 胶块体积的异丙醇以提高回收率;胶块完全溶解后将溶液温度降至室温再上柱,因为吸附柱在室温时结合 DNA 的能力较强。

(4) 将上一步所得溶液加入一个吸附柱 CA2 中(吸附柱放入收集管中),室温放置 2 min,12 000 r/min 离心 30~60 s,倒掉收集管中的废液,将吸附柱 CA2 放入收集管中。

注意:吸附柱容积为 800 μl,若样品体积大于 800 μl 可分批加入。

(5) 向吸附柱 CA2 中加入 600 μl 漂洗液 PW(使用前请先检查是否已加入无水乙醇),12 000 r/min 离心 30~60 s,倒掉收集管中的废液,将吸附柱 CA2 放入收集管中。

注意:如果回收的 DNA 是用于盐敏感的实验,例如平末端连接实验或直接测序,建议 PW 加入后静置 2~5 min 再离心。

(6) 向吸附柱中再次加入 600 μl 漂洗液 PW,12 000 r/min 离心 1 min,倒掉废液。

(7) 将吸附柱 CA2 放回收集管中,12 000 r/min 离心 2 min,尽量除尽漂洗液。将吸附柱 CA2 置于室温放置数分钟,彻底地晾干,以防止残留的漂洗液影响下一步的实验。

注意:漂洗液中乙醇的残留会影响后续的酶反应(酶切、PCR 等)实验。

(8) 将吸附柱 CA2 放到一个干净离心管中,向吸附膜中间位置悬空滴加适量洗脱缓冲液 EB,室温放置 2 min,12 000 r/min 离心 2 min 收集 DNA 溶液。

注意:洗脱体积不应小于 30 μl,体积过少影响回收效率。洗脱液的 pH 对于洗脱效率有很大影响。若后续做测序,需使用 ddH$_2$O 做洗脱液,并保证其 pH 在 7.0~8.5 范围内,pH 低于 7.0 会降低洗脱效率;且 DNA 产物应保存在 −20 ℃,以防 DNA 降解。DNA 也可以用缓冲液(10 mM Tris-Cl,pH 8.0)洗脱。为了提高 DNA 的回收量,可将离心得到的溶液重新加回离心吸附柱中,室温放置 2 min,12 000 r/min 离心 2 min,将 DNA 溶液收集到离心管中。

(9) 为了提高 DNA 的回收量,可将离心得到的溶液重新加回离心吸附柱中,重复步骤(8)。

**【实验结果】**

回收得到的 DNA 片段可用琼脂糖凝胶电泳和紫外分光光度计检测浓度与纯度。

DNA 应在 $OD_{260}$ 处有显著吸收峰，$OD_{260}$ 值为 1 相当于大约 50 $\mu l/ml$ 双链 DNA，40 $\mu l/ml$ 单链 DNA。$OD_{260}/OD_{280}$ 比值应为 1.7～1.9，如果洗脱时不使用洗脱缓冲液，而使用去离子水，比值会偏低。因为 pH 和离子存在会影响光吸收值，但并不表示纯度低。

**【注意事项】**

（1）必须使用新鲜配制的电泳缓冲液进行核酸电泳，旧的缓冲液会影响电泳和回收效果。

（2）切胶时，紫外照射时间尽量短，以免对 DNA 造成损伤。

（3）切胶时不要切到杂带和多余的胶块。

（4）如果回收率较低，可在胶充分溶解后检测 pH，如果 pH 大于 7.5，可向含有 DNA 的胶溶液中加入 10～30 $\mu l$ 的 3 M 醋酸钠（pH 5.2）溶液，将 pH 调整到 5～7 之间。

（5）回收率与初始 DNA 的量和洗脱体积有关，初始量越少，洗脱体积越少，回收率越低。

（6）回收小于 100 bp 或者大于 10 kb 的 DNA 片段时，应加大溶胶液体积，延长吸附和洗脱时间。

（7）洗脱液的 pH 对洗脱效率有很大影响，若使用水做洗脱液，应保证其 pH 在 7.0～8.5 范围内（可以用 NaOH 调节 pH），pH 低于 7.0 会降低洗脱率，且 DNA 产物应保存在 -20℃，以防止 DNA 降解。

**【课后思考题】**

（1）凝胶电泳回收核酸应该注意些什么？

（2）如何有效提高凝胶纯化 PCR 产物的效率？

# 实验 5　聚合酶链式反应扩增目的基因

## 【实验目的】

（1）学习 PCR 反应的基本原理，并能够优化 PCR 反应条件。

（2）掌握 PCR 技术的基本操作。

（3）掌握 Primer Premier 5.0 等分子生物学软件设计和分析引物。

## 【实验原理】

PCR 是聚合酶链式反应的简称，指在引物指导下由酶催化的对特定模板（克隆或基因组 DNA）的扩增反应，是模拟体内 DNA 复制过程，在体外特异性扩增 DNA 片段的一种技术，在分子生物学中有广泛的应用。

PCR 基本原理是以单链 DNA 为模板，4 种 dNTP 为底物，模板 $3'$ 末端有引物存在的情况下，用酶进行互补链的延伸，多次反复的循环能使微量的模板 DNA 得到极大程度的扩增。在微量离心管中，加入与待扩增的 DNA 片段两端已知序列分别互补的两个引物、适量的缓冲液、微量的 DNA 模板、4 种 dNTP 溶液、耐热 Taq DNA 聚合酶、$Mg^{2+}$ 等。反应时先将上述溶液加热，使模板 DNA 在高温下变性，双链解开为单链状态；然后降低溶液温度，使合成引物在低温下与其靶序列配对，形成部分双链，称为退火；再将温度升至合适温度，在 Taq DNA 聚合酶的催化下，以 dNTP 为原料，引物沿 $5' \rightarrow 3'$ 方向延伸，形成新的 DNA 片段，该片段又可作为下一轮反应的模板，如此重复改变温度，由高温变性、低温复性和适温延伸组成一个周期，反复循环，使目的基因得以迅速扩增。因此 PCR 的每一个循环过程由三部分构成：模板变性、引物退火、热稳定 DNA 聚合酶在适当温度下催化 DNA 链延伸合成，从而实现模板 DNA 拷贝数增加一倍，在以后进行的循环过程中，每一循环的产物作为下一轮循环的模板。$n$ 次循环后，拷贝数增加 $2^n$ 倍，因此，进行 $25 \sim 30$ 个循环后，拷贝数即可达到上百万倍（$10^6$）。

## 【实验材料】

**1　实验器材**

基因扩增仪（PCR 仪）、制冰机、移液器、RNase free 枪头、0.2 ml PCR 管。

**2　实验试剂**

Taq DNA 聚合酶，PCR 缓冲液（$10\times$，含有 $Mg^{2+}$），dNTPs，模板 DNA（含有目的基因的 DNA 片段或质粒），引物，无菌 $ddH_2O$。

**【实验步骤】**

（1）在 NCBI 的数据库中查找 AFP 全基因序列（GenBank 登录号：NM_001134. 2），利用 Primer Premier 5.0 等分子生物学软件设计和分析引物。每个实验组分别设计两个引物，引物序列设计好以后就可以直接委托相关的生物技术公司合成，合成好的引物寡核苷酸配制成 10 $\mu$M 贮存液。

（2）在 0.2 ml PCR 微量离心管中冰上配制 50 $\mu$l 的反应体系，具体如表 2-2：

表 2-2　PCR 反应体系

| 反应物（储存液浓度） | 体积（$\mu$l） |
| --- | --- |
| 10×PCR Buffer | 5 |
| dNTPs Mixture（2.5 mM each） | 4 |
| 引物 1（10 $\mu$M） | 1 |
| 引物 2（10 $\mu$M） | 1 |
| Taq DNA 聚合酶（5 M/$\mu$l） | 0.5 |
| 模板 DNA（1 ng/$\mu$l） | 1 |
| 无菌双蒸水 | 37.5 |

（3）将 PCR 体系充分混匀，离心去除气泡，按表 2-3 以下循环条件在 PCR 仪上设置并运行下列程序：

表 2-3　循环条件

| 94 ℃ | 2 min | |
| --- | --- | --- |
| 94 ℃ | 30 s | |
| 56 ℃ | 30 s | 30 个循环 |
| 72 ℃ | 30 s | |
| 72 ℃ | 10 min | |
| 4 ℃ | | |

（4）反应结束后，取 5 $\mu$l PCR 产物在 1.5% 的琼脂糖凝胶上进行电泳，其余放置 4 ℃ 保存。

（5）PCR 体系各组分可影响 PCR 结果的好坏，PCR 反应条件的优化如下：

① 引物：引物是决定 PCR 结果的关键。要保证 PCR 反应能准确、特异、有效地对模板 DNA 进行扩增，设计可使用 Primer Premier 5.0 软件，并遵循以下原则：

Ⅰ. 引物的长度一般在 15～30 bp 之间，常用 20 bp 左右；

Ⅱ. 引物的 GC 含量一般为 40%～60%，G+C 过少扩增效果不佳，G+C 过高容易产生非特异性条带。两对引物的 GC 含量应不要相差太大,且 Tm 值(解链温度)尽量接近,一般应相差不超过 3 ℃,这有利于引物的特异性退火;

Ⅲ. ATCG 最好随机分布,引物 3′端尽量避免出现 3 个以上的重复碱基和 A 碱基,防止错配引起的非特异性产物;

Ⅳ. 避免引物内部出现二聚体及发夹结构,引物二聚体及发夹结构能引起引物的有效浓度降低,产生非特异性扩增条带,从而导致扩增失败。

② PCR 缓冲液:标准缓冲液含 50 mM KCl、10 mM Tris-HCl(pH 8.3,室温)、1.5 mM $MgCl_2$。$Mg^{2+}$ 是 Taq DNA 聚合酶活性所必需。浓度过高,使反应特异性降低;浓度过低,Taq DNA 聚合酶活力降低。若样品中含 EDTA 等螯合物,可适当增加 $Mg^{2+}$ 的浓度。

③ dNTP:高浓度 dNTP 易产生错误掺入,过高则可能不扩增;浓度过低,将降低反应产物的产量。PCR 中常用终浓度为 50～400 mM 的 dNTP。四种脱氧三磷酸核苷酸的浓度应相同,如果其中任何一种的浓度明显不同于其他几种时(偏高或偏低),就会诱发聚合酶的错误掺入作用,降低合成速度,过早终止延伸反应。

④ Taq DNA 聚合酶:酶的需要量可根据不同的模板分子或引物而变化。100 $\mu l$ 的反应体积加入 2～5 M 为最佳酶浓度。如果酶浓度过高,将导致产生非特异性产物,酶浓度过低,则靶序列产量很低。当降低反应体积时(如 20 $\mu l$ 或 50 $\mu l$),一般酶的用量仍不小于 2 M,否则反应效率将降低。

⑤ 模板 DNA:PCR 反应中模板加入一般为 $10^2$～$10^3$ 拷贝的靶序列。扩增不同拷贝数的靶序列时,加入的含靶序列的 DNA 量亦不同。如真核 rRNA 基因有 200～500 拷贝,反应中仅需加入 0.5～2 ng 人基因组 DNA 即可。以质粒 DNA 或染色体 DNA 为模板时的扩增最适条件是不同的。前者所需的酶量少,循环数少,温度不如染色体 DNA 要求严格。扩增靶序列的长度根据不同目的而不同。用于检测目的则扩增片段长度一般为 500 bp 以内,以 100～300 bp 为最好。用 TaqDNA 聚合酶在合适条件(较长延伸时间)下,可扩增长达 10～20 kb 的片段。

⑥ 变性温度与时间:变性温度低,解链不完全是导致 PCR 失败的最主要原因。一般情况下,93～94 ℃ 2 min 足以使模板 DNA 变性,若低于 93 ℃ 则需延长时间,但温度不能过高,因为高温环境对酶的活性有影响。此步若不能使靶基因模板或 PCR 产物完全变性,就会导致 PCR 失败。

⑦ 退火(复性)温度与时间:退火温度是影响 PCR 特异性的较重要因素。变性后温度快速冷却至 40～60 ℃,可使引物和模板发生结合。由于模板 DNA 比引物复杂得多,引物和模板之间的碰撞结合机会远远高于模板互补链之间的碰撞。退火温度与

时间,取决于引物的长度、碱基组成及其浓度,还有靶基序列的长度。对于 20 个核苷酸,G+C 含量约 50% 的引物,55 ℃ 为选择最适退火温度的起点较为理想。引物的复性温度可通过以下公式帮助选择合适的温度。在 Tm 值允许范围内,选择较高的复性温度可大大减少引物和模板间的非特异性结合,提高 PCR 反应的特异性。复性时间一般为 30～60 min,足以使引物与模板之间完全结合。

$$\text{Tm 值（解链温度）} = 4(G+C) + 2(A+T)$$

$$\text{复性温度} = \text{Tm 值} - (5 \sim 10\ ℃)$$

⑧ 延伸温度与时间:PCR 反应的延伸温度一般选择在 70～75 ℃ 之间,常用温度为 72 ℃,过高的延伸温度不利于引物和模板的结合。PCR 延伸反应的时间,可根据待扩增片段的长度而定,一般 1 kb 以内的 DNA 片段,延伸时间 1 min 是足够的。3～4 kb 的靶序列需 3～4 min;扩增 10 kb 需延伸至 15 min。延伸进间过长会导致非特异性扩增带的出现,而对于低浓度模板的扩增,延伸时间要增加。

⑨ 循环次数:循环次数决定 PCR 扩增程度。PCR 循环次数主要取决于模板 DNA 的浓度,一般的循环次数选在 30～40 次之间,循环次数越多,非特异性产物的量亦随之增多。

【实验结果】

使用凝胶成像系统分析结果,AFP 基因约 1830 bp,对比 DL2000 DNA Marker,可观察到在 2000 bp 位置出现亮而粗的目的 DNA 条带。其结果如图 2-2。

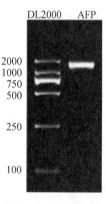

图 2-2　实验结果

（扫码见图）

【注意事项】

(1) 选择在没有 DNA 污染的干净环境中进行 PCR 反应。

(2) 所有试剂都应该没有核酸和核酸酶的污染,操作过程中均应戴手套。

(3) PCR 试剂配制应使用 0.22 M 滤膜过滤除菌或高压灭菌的双蒸水。

(4) 试剂或样品准备过程中都要使用一次性灭菌的塑料瓶和管子,玻璃器皿应洗涤干净并高压灭菌。

（5）PCR 的样品应在冰浴上化开，并且要充分混匀。

【课后思考题】

（1）分析 PCR 扩增不出来的原因及解决办法。

（2）如何确保设计引物的特异性？

（3）分析 PCR 产物出现非特异性条带的原因及解决办法。

# 实验 6　限制性内切酶酶切分析

## 【实验目的】

（1）了解限制性核酸内切酶消化 DNA 的原理。

（2）掌握 DNA 酶切的方法和操作。

## 【实验原理】

限制性核酸内切酶是一类能特定识别双链 DNA 中某段碱基顺序的核酸水解酶（水解磷酸二酯键）。根据酶的识别切割特性、催化条件及是否具有修饰酶活性，可分为 Ⅰ 型、Ⅱ 型、Ⅲ 型三类。

Ⅰ 型酶可识别专一的核苷酸序列，且在识别位点很远的地方任意切割 DNA 链，但是切割的核苷酸顺序没有专一性，是随机的。这类限制性内切酶在 DNA 重组技术或基因工程中用处不大，无法用于分析 DNA 结构或克隆基因。这类酶如 EcoB、EcoK 等。Ⅲ 型酶也可识别专一的核苷酸序列，但不是对称的回文顺序，在识别顺序旁边几个核苷酸对在固定位置上切割双链，之后产生的一定长度 DNA 片段，具有各种单链末端。因此也不能应用于基因克隆。

Ⅱ 型酶就是通常所指的 DNA 限制性核酸内切酶，分子量较小，仅需 $Mg^{2+}$ 作为催化反应的辅助因子，通过特异性识别 4～6 个碱基对的反转重复序列而切割双链 DNA 的特异序列，产生 2 种不同的末端——黏性末端和平末端。限制性内切酶的作用效率是受多方面因素影响的，如反应温度、缓冲体系、离子种类与浓度、DNA 纯度和甲基化程度等。根据酶切目的和要求不同，可有单酶切、双酶切或部分酶切等不同方式。DNA 的纯度对于酶切效果的影响也很大，因为蛋白质、酚、氯仿、SDS 等杂质都会抑制限制性内切酶的活性。

质粒 DNA 或 PCR 产物通常都具有一个或多个限制性内切酶酶切位点，可被相应限制性内切酶切出相应数量的切口，从而产生相应数量的酶切片段。本实验采用的 pET-28a（+）图谱如图 2-3 所示，其具有 Nde Ⅰ 和 Xho Ⅰ 的酶切位点。

## 【实验材料】

**1 实验器材**

离心机、水浴锅、移液器、RNase free 枪头、离心管。

**2 实验试剂**

灭菌 $ddH_2O$，限制性内切酶 Nde Ⅰ 和 Xho Ⅰ，酶切 Buffer（10×），质粒 DNA 或者 PCR 产物。

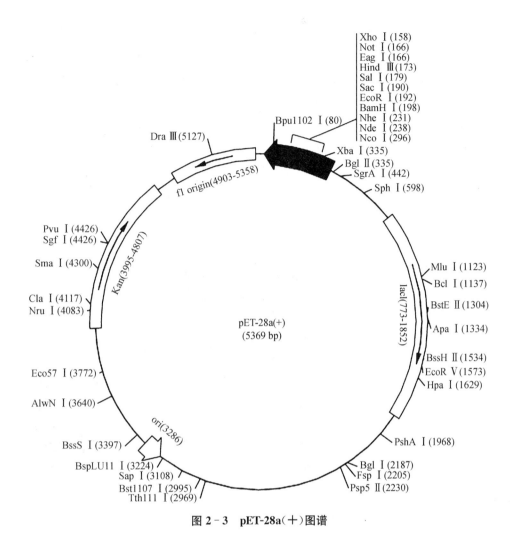

图 2 - 3 pET-28a(+)图谱

【实验步骤】

（1）依次吸取双蒸水、酶切 Buffer、质粒 DNA 或者 PCR 产物,限制性内切酶 Nde Ⅰ 和 Xho Ⅰ 配制 50 μl 体系,需要冰上操作,体系如表 2 - 4。

表 2 - 4  50 μl 反应体系

| 反应液 | 体积(μl) |
| --- | --- |
| 酶切 Buffer(10×) | 5 |
| 质粒 DNA(0.5 μg/μl) | 2 |
| Nde Ⅰ | 1 |
| Xho Ⅰ | 1 |
| ddH₂O | 41 |

（2）将酶切体系充分混匀，并短暂离心，将管壁上的液体集中于管底部，置 37 ℃水浴 3 h。

（3）在酶切反应的同时，制备 1% 的琼脂糖凝胶，准备好电泳装置，待酶切结束后电泳检测。

**【实验结果】**

电泳时注意设置实验组（酶切组）和对照组（未酶切组），则根据电泳结果可描述酶切的效果（图 2-4）。pET-28a（＋）载体大小为 5 369 bp，且限制性内切酶 Nde Ⅰ 与 Xho Ⅰ 相差仅约 100 bp，故酶切前后的分子量差别并不大。

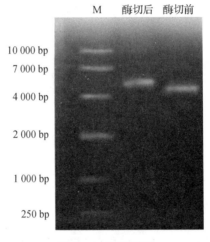

图 2-4　酶切效果　　　　　　　　　（扫码见图）

**【注意事项】**

（1）所需的塑料器皿均为干燥无菌，全程操作戴手套，防止手上酶污染。

（2）注意酶切体系加入顺序，将除酶外的其他反应成分全部加好混匀，再从 -20 ℃ 冰箱取出限制性内切酶置于冰上，使用完后立即放回 -20 ℃ 冰箱保存。

（3）进行 37 ℃ 水浴时，注意将离心管的盖子盖紧，防止水进入管内而导致实验失败。

（4）DNA 样品和限制性内切酶的用量很小，必须严格注意吸取液体的量，并保证其全部放入反应体系中。

（5）为了避免交叉污染，各样品用不同的枪头，且每次取酶时务必换吸头，以免造成限制性内切酶被污染。

**【课后思考题】**

（1）在使用工具酶的反应过程中，不慎将某一物质添加过多，应如何处理？

（2）倘若酶切反应结束后，电泳发现 DNA 未被切开，其原因可能是什么？

（3）倘若酶切反应结束后，电泳发现 DNA 切开不完全，其原因可能是什么？

## 实验7　目的基因片段与载体连接

【实验目的】

（1）学习目的基因片段与载体连接的原理。

（2）掌握目的基因片段连接载体的实验技术。

【实验原理】

外源 DNA 与载体分子连接的过程是 DNA 重组过程，重新组合的 DNA 称为重组体或重组子。DNA 连接反应的关键酶是 DNA 连接酶，在 $Mg^{2+}$ 和 ATP 存在下，DNA 连接酶能催化载体分子的黏性末端与外源 DNA 的相同黏性末端连接成重组 DNA 分子。首先 DNA 连接酶与辅助因子 ATP 形成酶- TMP 复合物（腺苷酰酶），其次酶- AMP 复合物再结合到具有 $5'$-磷酸基和 $3'$-羟基切口的 DNA 片段上，使 DNA 腺苷化，最终产生一个新的磷酸二酯键，并把缺口封起来。

常用的 DNA 连接酶有两种：T4 噬菌体 DNA 连接酶和大肠杆菌 DNA 连接酶。它们均具有将两个相同黏性末端的 DNA 分子连接的功能，但 T4 噬菌体 DNA 连接酶还促使两个平末端 DNA 分子的连接，应用更为广泛。

【实验材料】

1 实验器材

涡旋混合器、微量离心机、恒温（气）水浴箱、RNase free 枪头、离心管。

2 实验试剂

经过酶切回收的载体，经过酶切回收的目的基因片段，无菌去离子水，T4 DNA 连接酶，连接酶缓冲液（10×）。

【实验步骤】

（1）取灭菌的 1.5 ml 离心管置于冰上，依次吸取载体、目的基因、无菌去离子水、连接酶缓冲液和 T4 DNA 连接酶配制 10 $\mu l$ 实验组体系，如表 2－5。

表 2－5　实验组体系

| 试剂 | 体积（$\mu l$） |
| --- | --- |
| 连接酶 Buffer（10×） | 1 |
| 酶切后胶回收的目的基因:酶切后胶回收的载体（摩尔数之比） | 3∶1～10∶1 |
| T4 DNA 连接酶 | 1 |
| ddH$_2$O | 补足至 10 |

（2）取灭菌的 1.5 ml 离心管置于冰上，依次吸取载体、无菌去离子水、连接酶缓冲液和 T4 DNA 连接酶配制 10 μl 对照组体系，如表 2-6。

表 2-6　对照组体系

| 试剂 | 体积(μl) |
| --- | --- |
| 连接酶 Buffer(10×) | 1 |
| 酶切后胶回收的载体(100 ng/μl) | 1 |
| T4 DNA 连接酶 | 1 |
| ddH$_2$O | 补足至 10 |

（3）上述反应液轻轻混匀，短暂离心后，将实验组和对照组均置于 16 ℃恒温箱中孵育过夜。

（4）反应结束后，保存于 -20 ℃冰箱中。

【实验结果】

检测连接反应是否成功，必须通过下一步转换实验，并筛选阳性克隆来确定。

【注意事项】

（1）连接温度与时间：DNA 连接酶的最适温度为 37 ℃，但是在此温度下，黏性末端的氢键结合不太稳定，连接效果不太理想。因此连接温度通常设定为 16 ℃，反应时间为 12～16 h。对于平末端，不需要考虑氢键问题，可使用较高的温度，则 DNA 连接酶活性更佳。

（2）DNA 浓度：DNA 浓度不可过高，不可超过 20 nM。调整载体 DNA 和目的基因 DNA 之间的比例有助于获得高产量的重组产物，则载体与目的基因的摩尔比例为 1∶3～1∶10。

（3）相同末端的载体与 DNA 片段进行连接，容易发生自身连接环化。此时，应首先使用碱性磷酸酶处理，以除去 5' 末端的磷酸基，防止环化。

（4）连接反应的体积不可过高，最高不可超过 10 μl。

（5）配制连接体系应在冰上操作，连接缓冲液含有一定浓度的 ATP，最好不要反复冻融，防止其降解。

（6）配制连接体系的顺序不要颠倒，T4 DNA 连接酶最后加，使用结束后立即放回 -20 ℃冰箱保存。

【课后思考题】

（1）设置对照组的目的是什么？

（2）如何提高 DNA 连接效率？

## 实验 8 大肠杆菌感受态细胞的制备及重组质粒的转化

**【实验目的】**

(1) 掌握大肠杆菌感受态细胞的制备及转化的实验方法和技术。

(2) 熟悉大肠杆菌感受态细胞的制备及转化的实验原理。

**【实验原理】**

细菌的生物学特性由于吸收外源 DNA 发生可遗传的改变叫转化,在基因克隆技术中,转化(transformation)特指以质粒 DNA 或以它为载体构建的重组子导入细菌的过程。转染(transfection)是指噬菌体、病毒或以它为载体构建的重组子导入细胞的过程。未经特殊处理的受体细胞较难进行转化,则可用一些理化方法(如电击法、$CaCl_2$ 等化学试剂法)处理受体细胞,细胞膜的通透性发生变化,成为能容许含有外源 DNA 的载体分子通过的感受态细胞。

大肠杆菌的转化过程是将质粒分子或连接反应生成的分子混合物与感受态细胞的悬浮液混合放置一定时间,以外源 DNA 进入细胞内。

本实验使用氯化钙溶液处理对数生长期的大肠杆菌 DH-5α 细胞,使大肠杆菌的 DH-5α 细胞的通透性增加,摄取外来 DNA 的能力增加,其原理为当细菌处于 0 ℃ $CaCl_2$ 低渗溶液中,细菌细胞膨胀成球形,转化混合物中的 DNA 形成抗 DNAase 的羟基－钙磷酸复合物粘附于细胞表面,经 42 ℃ 短时间热冲击处理,促进细胞吸收 DNA 复合物,在丰富培养基上生长数小时后,球状细胞复原并分裂增殖被转化的细菌中,重组子中基因得到表达。

若转化反应中的所有感受态细胞都能在琼脂平板上生长,则产生成千上万的克隆,且无法区分克隆是否含重组质粒,无法判断转化效率,因此必须利用质粒中的标记基因(通常是携带某种抗生素的抗性基因)判断重组质粒是否转入,例如 pET-28a(＋)质粒含有携带卡那霉素抗性基因(Kan),则细胞对卡那霉素产生抗性,含有重组质粒的细胞可以在含有卡那霉素的平板生长繁殖,而质粒未转化进入的细胞不可以在含有卡那霉素的平板生长繁殖,从而可以确定转化后在卡那霉素平板上形成的克隆都是从携有完整卡那霉素抗性基因的质粒的单个细胞增殖而成。

**【实验材料】**

1 实验器材

冷冻离心机、无菌操作台、恒温摇床、培养皿、0.22 μM 滤膜、移液器、RNase free 枪头、离心管。

### 2 实验试剂

大肠杆菌 DH-5α 细胞, LB 固体和液体培养基, 卡那霉素, $CaCl_2$ 溶液(0.1 M, 0.22 μM 滤膜过滤), 无菌水。

【实验步骤】

### 1 感受态细胞的制备

(1) 事先使用紫外灭菌 30 min, 以下操作在无菌超净台中进行。

(2) 使用无菌枪头尖从大肠杆菌 DH-5α 的 LB 平板上挑取单克隆置于 5 ml LB 液体培养基中, 37 ℃ 200 r/min 摇菌 12~16 h。

(3) 将活化过的大肠杆菌按 1%~5% 的体积比接种到新的 10 ml LB 液体培养基中, 37 ℃ 200 r/min 摇菌约 2 h, $OD_{600}$ 为 0.2~0.4。

(4) 取 1.5 ml 摇好的菌液转移到无菌预冷的 1.5 ml 离心管中, 冰上静止 10 min, 4 ℃ 4 000 r/min 离心 3 min, 弃上清液。

(5) 加 250 μl 0.1 M $CaCl_2$ (灭菌预冷)温和悬浮菌体, 冰浴 30 min, 4 ℃ 4 000 r/min 离心 10 min, 弃上清液。

(6) 加 100 μl 0.1 M $CaCl_2$ (灭菌预冷)温和悬浮菌体, 即为感受态细胞。置于 −80 ℃ 冰箱存放。24 h 内使用效果最佳。

### 2 重组质粒的转化

(1) 在 100 μl 的感受态细胞 DH-5α 中加入 10 μl 连接产物(若是质粒, 只需要加 1 μl, 含量不超过 100 ng), 同时设置对照组, 即向空载体加入同等体积的无菌水, 温和混匀混合物, 冰浴 30 min。

(2) 42 ℃ 热激 90 s, 迅速放回冰上, 冰浴 5 min。

(3) 加入 500 μl 不含抗生素的 LB 培养基, 于 37 ℃ 摇床培养 60 min。若是转化连接产物, 则 4 000 r/min 离心 2 min, 弃去 400 μl 上清液, 剩余混匀用来涂板; 若转质粒, 无须离心, 直接吸取 100 μl 上清液涂板。

(4) 事先在培养皿做好标记, 取含有 50 μg/ml 卡那霉素的 LB 平板培养基, 均匀涂板后正置 5~10 min。

(5) 于 37 ℃ 培养箱倒置培养 16~20 h。

【实验结果】

培养皿中长出的菌落如图 2-5 所示, 统计每个培养皿中的菌落数, 并计算转化率:

$$转化率=菌落数×稀释倍数×转化反应原液总体积/涂板菌液体积$$

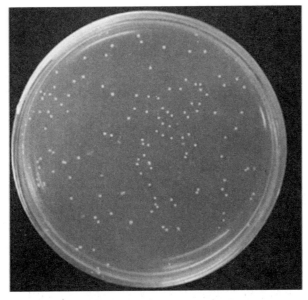

图 2-5　培养皿中长出的菌落

（扫码见彩图）

**【注意事项】**

（1）制备感受态细胞需保持无菌低温操作。

（2）培养物处在对数生长期是制备感受态细胞的关键，大肠杆菌 DH-5α 菌株的 $OD_{600}$ 为 0.5 时，细胞密度在 $5 \times 10^7$ 个/ml 左右，密度过高或者不足会影响转化效率。

（3）$CaCl_2$ 法制备的感受态细胞在 24 h 内使用效果最佳，之后转化效率急剧下降。

**【课后思考题】**

（1）转化过程中，如果对照组长出菌落，其原因是什么？

（2）为何在热休克的情况下制备感受态细胞？

（3）转化过程中，若实验组没有长出菌落，其原因是什么？

# 实验9 重组子筛选及鉴定

**【实验目的】**

(1) 掌握蓝-白斑筛选的原理和方法。

(2) 掌握酶切方法或者 PCR 法筛选重组子的原理和方法。

**【实验原理】**

由于细菌菌落大多呈现单一颜色,为更直接地判断重组子是否转入质粒载体,可以使用蓝-白斑筛选实验。pMC18 系列载体不仅携带有抗氨苄西林基因,还含有 β-半乳糖苷酶基因(lacZ)的调控序列和 N 端的 146 个氨基酸的编码信息。在这个编码区中插入一个多克隆位点(MCS),并不破坏读框,但可使少数几个氨基酸插入 β-半乳糖苷酶的 N 端而不影响功能,这种载体适用于可编码 β-半乳糖苷酶 C 端部分序列的宿主细胞。因此,宿主和质粒编码的片段虽都没有酶活性,但它们同时存在时,可形成具有酶活性的蛋白质。这样,lacZ 基因在缺少近操纵基因区段的宿主细胞与带有完整近操纵基因区段的质粒之间实现了互补,称为 α-互补。由 α-互补而产生的 lacZ$^+$ 细菌在诱导剂 IPTG(异丙基硫代-β-D-半乳糖苷)的作用下,在生色底物 X-gal(5-溴-4 氯-3-吲哚-β-D-半乳糖苷)存在时产生蓝色菌落。然而,当外源 DNA 插入质粒的多克隆位点后,几乎不可避免地导致无 α-互补能力的氨基端片段,使得带有重组质粒的细菌形成白色菌落。这种重组子的筛选,又称为蓝-白斑筛选。

转化后选择性培养基长出的菌落,只能证明重组质粒已经转入受体细菌,但这些菌落的质粒可能是带有目的基因的重组质粒,也可能是载体自连形成,因此需要从菌落中鉴定出带有外源基因的重组质粒的克隆。主要方法包括四种:① 分布提取所挑选菌落的质粒,进行电泳分析,根据分子量大小判断;② 对所挑选菌落的质粒进行限制性内切酶分析,根据酶切下的 DNA 片段大小判断;③ 以单克隆菌落为模板的 PCR 法,根据 PCR 产物的大小判断;④ 对提取所挑选菌落的质粒进行测序分析,根据序列可直接判断。本次实验主要介绍双酶切检测法和菌落 PCR 法。

**【实验材料】**

**1** 实验器材

冷冻离心机、离心机、无菌超净台、恒温摇床、培养皿、水浴锅、PCR 仪,核酸电泳系统。

**2** 实验试剂

(1) X-gal 储液(20 mg/ml):用二甲基甲酰胺溶解 X-gal 配制成 20 mg/ml 的储

液,包以铝箔或黑纸以防止受光照被破坏,储存于－20 ℃冰箱。

（2）限制性内切酶 Nde Ⅰ 和 Xho Ⅰ,酶切相关试剂,PCR 常用试剂,引物,琼脂糖,核酸染料,LB 固体平板（Amp$^r$）,IPTG 储液（100 mM）。

【实验步骤】

1 蓝-白斑筛选法

（1）在事先制备好的含 100 μg/ml Amp 的 LB 平板表面加 50 μl X-gal 储液和 100 μl IPTG 储液,用无菌玻棒将溶液涂匀,置于 37 ℃下放置 2 h,使培养基表面的液体完全被吸收,制成含有 X-gal-IPTG-Amp 的 LB 平板。

（2）在 100 μl 的感受态细胞 DH-5α 中加入 10 μl 连接产物,温和混匀混合物,冰浴 30 min。

（3）42 ℃热激 90 s,迅速放回冰上,冰浴 5 min。

（4）加入 500 μl 不含抗生素的 LB 培养基,于 37 ℃摇床培养 60 min,4 000 r/min 离心 2 min,弃去 400 μl 上清液,剩余混匀用来涂板。

（5）取 X-gal-IPTG-Amp 的 LB 平板培养基,均匀涂板后正置 5～10 min。

（6）于 37 ℃培养箱倒置培养 16～20 h。

（7）观察平板菌落是否含有蓝色和白色菌落生成。

2 菌落 PCR 法

（1）在无菌超净台中用接种针或牙签挑取单克隆菌落加入 200 μl 含有 50 μg/ml Kan 的 LB 液体培养基,于 37 ℃摇床培养 2 h,220 r/min 离心。

（2）以菌液为模板配制 25 μl 的 PCR 体系,如表 2－7。

表 2－7　25 μl 的 PCR 体系

| 反应物（储存液浓度） | 体积（μl） |
| --- | --- |
| 10×PCR Buffer | 2.5 |
| dNTPs Mixture（2.5 mM each） | 2 |
| 引物 1（10 μM） | 1 |
| 引物 2（10 μM） | 1 |
| Taq DNA 酶（5 M/μl） | 0.3 |
| 菌液 | 1 |
| 无菌双蒸水 | 17.2 |

（3）设置 PCR 仪的循环体系:94 ℃预变性 2 min,94 ℃变性 30 s,56 ℃退火 30 s,72 ℃延伸 30 s,72 ℃完全延伸 10 min,20 个循环。

（4）以原始 PCR 产物作为对照组，对菌落 PCR 产物进行琼脂糖凝胶电泳，观察是否出现预期分子量的 DNA 条带。

### 3 双酶切检测法

（1）根据菌落 PCR 法的结果挑选标记的菌液，对其进行扩大培养，取 10 μl 菌液扩大至 5 ml 含有 50 μg/ml Kan 的 LB 液体培养基，于 37 ℃摇床培养过夜，220 r/min 离心。

（2）使用碱裂法分别提取质粒，测定质粒浓度。

（3）对 1 μg 重组质粒进行双酶切实验，配制 10 μl 酶切体系，如表 2-8。

表 2-8　10 μl 酶切体系

| 反应液 | 体积(μl) |
| --- | --- |
| 酶切 Buffer(10×) | 1 |
| 质粒 DNA(0.5 μg/μl) | 2 |
| Nde Ⅰ | 0.5 |
| Xho Ⅰ | 0.5 |
| 灭菌双蒸水 | 6 |

（4）混匀样品后，置于 37 ℃水浴 1 h。

（5）以原始 PCR 产物和空载体质粒作为对照组，对酶切产物进行琼脂糖凝胶电泳，观察是否出现预期分子量的 DNA 条带。

**【实验结果】**

（1）蓝-白斑筛选法结果如图 2-6(左)所示，比较对照组和实验组，观察平板是否长出蓝色和白色的菌落，重组质粒的菌落是白色的，非重组质粒的菌落是蓝色的。

（2）菌落 PCR 法结果如图 2-6(右)所示，双酶切检测法如图 2-6(中)所示，观察琼脂糖凝胶是否出现预期分子量的 DNA 条带，若在 1900 bp 左右出现明亮的 DNA 条带，则证明 pET-28a-AFP 重组质粒构建成功。

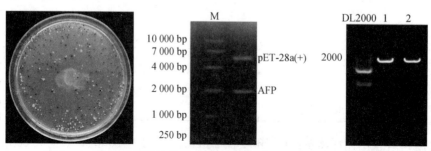

图 2-6　蓝-白斑筛选法结果、菌落 PCR 法结果及双酶切检测法结果　　　（扫码见彩图）

**【注意事项】**

（1）注意设置空白对照组，注意做好标记。

（2）X-gal-IPTG-Amp 平板培养后出现的白色菌落不一定都含有目标基因，其可能出现假阳性。

（3）X-gal-IPTG-Amp 平板培养后出现大小不同的白色菌落，即正常大小的白色菌落周围有非常小的白色菌落，小白色菌落不包含克隆，仅为 Amp 敏感的卫星菌落，因此，平板培养时间不可过长，挑选菌落做下一步鉴定时尽可能选取正常大小的白色菌落。

**【课后思考题】**

（1）在 X-gal-IPTG-Amp 的 LB 平板上长出的白斑一定含有插入目的基因吗？

（2）菌落 PCR 法也可能出现非特异性扩增的假阳性，其原因可能是什么？

（3）查阅资料，筛选重组子的方法还有哪些？其优缺点各是什么？

# 第三章　重组蛋白的表达与纯化

绿色荧光蛋白(Green fluorescent protein,GFP),是一个由约238个氨基酸组成的蛋白质,从蓝光到紫外线都能使其激发出绿色荧光。目前,GFP常被用做报告基因,将其连接在目的基因启动子的下游,检测GFP的荧光强度就可以判断基因的表达水平。因此,通过使用基因工程技术,GFP基因能转进不同物种(细菌、酵母、哺乳动物细胞等)的基因组,在后代中持续表达。

基于GFP容易检测、稳定性强的特点,将GFP基因插入pET 28a(+)载体中,转入大肠杆菌E. coli BL21(DE3)菌株,表达重组得到GFP蛋白,其相对分子量约为30 kd,其N端带有His-tag6标签,表达量高,整个实验全程可视化,有助于学生理解和熟悉重组蛋白层析分离纯化技术。

## 实验10　IPTG诱导重组蛋白表达

【实验目的】

(1) 掌握重组蛋白在大肠杆菌中表达的原理和技术。

(2) 了解表达载体和原核细胞表达的特点。

【实验原理】

把含有外源基因的表达载体转化的大肠杆菌在有相应抗生素和诱导物的条件下培养,可以诱导外源蛋白在大肠杆菌中表达。将克隆化基因插入合适载体后导入大肠杆菌用于表达大量蛋白质的方法一般称为原核表达。这种方法在蛋白纯化、定位及功能分析等方面都有应用。大肠杆菌用于表达重组蛋白有以下特点:易于生长和控制;用于细菌培养的材料不及哺乳动物细胞系统的材料昂贵;有各种各样的大肠杆菌菌株及与之匹配的具各种特性的质粒可供选择。但是,在大肠杆菌中表达的蛋白由于缺少修饰和糖基化、磷酸化等翻译后加工,常形成包涵体而影响表达蛋白的生物学活性及构象。

表达载体在基因工程中具有十分重要的作用,原核表达载体通常为质粒,典型的表达载体应具有以下几种元件:① 选择标志的编码序列;② 可控转录的启动子;③ 转录调控序列(转录终止子,核糖体结合位点 RBS);④ 一个多限制酶切位点接头;⑤ 宿主体内自主复制的序列。pET 系统是有史以来在 E. coli 中克隆表达重组蛋白功能最强大的系统。目的基因被克隆到 pET 质粒载体上,受噬菌体 T7 转录及翻译信号控制;表达由宿主细胞提供的 T7 RNA 聚合酶诱导。尽管该系统极为强大,却仍能很容易地通过改变诱导物的浓度来降低表达水平。降低表达水平常用以提高某些目的蛋白的可溶部分产量。该系统的另一个重要优点是在非诱导条件下,可以使目的基因完全处于沉默状态而不转录。乳糖的存在可解除这种阻遏。IPTG 是 β-半乳糖苷酶底物类似物,具有很强的诱导能力,能与阻遏蛋白结合,使操纵子游离,诱导 T7 启动子转录,从而使外源基因被诱导而高效转录和表达。

【实验材料】

1　实验器材

离心机、无菌超净台、恒温摇床。

2　实验试剂

LB 培养基、卡那霉素、IPTG、含有绿色荧光蛋白基因的质粒 GFP-pET 28a。

【实验步骤】

(1) 细菌超净台中操作,在 50 $\mu$l BL21 感受态细胞中加入 50 ng 重组质粒,另设对照组同法转化空载体质粒作为空白对照,轻轻旋转混匀混合物,冰浴 30 min。

(2) 42 ℃热激 60 s。期间不要摇动 EP 管,热激后立即冰浴 2 min。在 EP 管中加入 500 $\mu$l 不含抗生素的 LB 培养基,37 ℃摇床中 150 r/min 温和震荡 1 h。

(3) 将菌液均匀涂布在含卡那霉素的平板上,37 ℃细菌培养箱中正置使菌液吸收。10 min 后翻板,37 ℃下倒置培养过夜(14~16 h)。

(4) 次日,分别挑取 1 个空载质粒菌落和 1 个重组子菌落,分别接入 5 ml 含 Kan (50 $\mu$g/ml)的 LB 培养液中,37 ℃下 230 r/min 震荡培养过夜。

(5) 分别取重组和空载质粒的 1 ml 过夜培养物按 1∶100 转接入 100 ml 含 Kan 的 LB 培养液中,剧烈振荡约 3 h 至对数中期 OD$_{600}$值=0.6~0.8。

(6) 分别取 500 $\mu$l 重组质粒培养液和空载质粒培养液,各加入 500 $\mu$l 50% 的甘油,−80 ℃冰箱中保存。

(7) 同时吸取 1 ml 样品作为 IPTG 诱导前的对照组,−20 ℃冰箱中保存。

(8) 在剩余的培养物中加入 IPTG 至终浓度为 0.2 mM,16 ℃继续振荡培养,诱导 16 h 后取出 1 ml 样品作为 IPTG 诱导后的样品,−20 ℃冰箱中保存。其余培养物 5 r/min 离心 15 min 后回收菌体沉淀,−20 ℃冰箱中保存。

**【实验结果】**

诱导结束后,可观察菌液由黄色变成绿色(如图 3-1 所示),称量所收集菌体重量,为下一步实验做好准备。

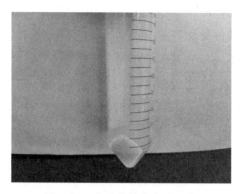

图 3-1 菌液由黄色变成绿色　　　　　(扫码见彩图)

**【注意事项】**

(1) 必须将质粒转化至大肠杆菌 BL21 感受态细胞,目的蛋白才可以表达。

(2) 转化时注意无菌条件。

(3) IPTG 诱导前也有目的蛋白的少量表达,原因可能是目的蛋白的本底表达。应该选择其他启动子或宿主体,或在培养基内添加葡萄糖,严格控制蛋白表达水平。

**【课后思考题】**

(1) 影响重组蛋白在大肠杆菌表达量的因素可能有什么?

(2) 若重组蛋白表达量很低,其原因可能是什么?

## 实验 11　SDS-聚丙烯酰胺凝胶电泳法检测重组蛋白

**【实验目的】**

(1) 掌握 SDS-PAGE 的基本原理及操作。

(2) 了解重组蛋白在细胞内的存在形式。

**【实验原理】**

十二烷基硫酸钠-聚丙烯酰胺凝胶电泳(简称 SDS-PAGE)是聚丙烯酰胺凝胶电泳中最常用的一种蛋白表达分析技术。其中,聚丙烯酰胺凝胶是丙烯酰胺和 N,N'-甲叉双丙烯酰胺在过硫酸铵和 TEMED 的作用下,丙烯酰胺单体聚合成长链,N,N'-甲叉双丙烯酰胺交联成网状结构聚合形成的凝胶。SDS 是一种阴离子去污剂,其可破坏蛋白质分子之间以及其他物质分子之间的非共价键,使蛋白质分子变性而改变原有的构象,增加蛋白质的溶解性。当蛋白样品和凝胶中加入 SDS 和强还原剂后,蛋白质分子与 SDS 充分结合而形成带有负电荷的蛋白质-SDS 胶束,所带的负电荷大大超过了蛋白质分子原有的电荷量,消除了不同分子之间原有的电荷量,则蛋白质亚基的电泳迁移速率主要取决于亚基分子量的大小,而不同分子之间原有的电荷差异可忽略。该技术主要用于检测分离蛋白质和测定蛋白质亚基相对分子质量(表 3-1)。

表 3-1　聚丙烯酰胺凝胶蛋白质分辨率

| 聚丙烯酰胺(%) | 蛋白质分子量(kDa) |
| --- | --- |
| 5.0 | 57～212 |
| 7.5 | 36～94 |
| 10.0 | 16～68 |
| 15.0 | 12～43 |

SDS-PAGE 由上层的浓缩胶(pH 6.8)和下层的分离胶(pH 8.8)两部分构成,造成 pH 不连续和孔径大小不连续(见表 3-2 和表 3-3)。电泳启动时,$Cl^-$ 解离度大,蛋白质($Pro^-$)解离度居中,甘氨酸(甘 $COO^-$)解离度小,迁移顺序为(pH 6.8)$Cl^-$＞$Pro^-$＞甘 $COO^-$,则在 $Cl^-$ 与 $Pro^-$ 之间和 $Pro^-$ 与甘 $COO^-$ 之间都将出现低离子区,同时也出现高电势,高电势迫使 $Pro^-$ 向 $Cl^-$ 迁移,甘 $COO^-$ 向 $Pro^-$ 迁移,而蛋白质分子在中间,这样就起到浓缩的作用。在浓缩胶运动中,由于胶联度小,孔径大,$Pro^-$ 受阻小,因此不同的蛋白质就浓缩到分离胶之上成层,起浓缩效应,使全部蛋白质处于同一起跑线上。当蛋白质进入分离胶时,此时 $Pro^-$、$Cl^-$,甘 $COO^-$ 在 pH 8.8 的溶液中,$Cl^-$ 完全电离而很快到达正极,甘 $COO^-$ 电离度加大很快超过蛋白质达到正极,只

有蛋白质分子在分离胶中较为缓慢地移动。由于蛋白质分子在电泳过程中,受到溶液离子的变化而 pH 发生变化,但每一瞬间,其所带电荷数除以单位质量是不同的,所以带负电荷多者迁移快,反之则慢,这就出现了电荷效应。由于胶孔径小,而且成为一个整体的筛状结构,对大分子阻力大,对小分子阻力小,起着分子筛效应。因此,蛋白质在分离胶中,以分子筛效应和电荷效应而出现迁移率的差异,最终彼此分开。

表 3－2　配制 SDS-PAGE 分离胶所用溶液

| 各种组分名称 | 各种凝胶体积所对应的各种组分的取样量 | | | | | | | |
|---|---|---|---|---|---|---|---|---|
| | 5 ml | 10 ml | 15 ml | 20 ml | 25 ml | 30 ml | 40 ml | 50 ml |
| 6% Gel | | | | | | | | |
| $H_2O$ | 2.6 | 5.3 | 7.9 | 10.6 | 13.2 | 15.9 | 21.2 | 26.5 |
| 30% Acrylamide | 1.0 | 2.0 | 3.0 | 4.0 | 5.0 | 6.0 | 8.0 | 10.0 |
| 1.5 M Tris-HCl(pH 8.8) | 1.3 | 2.5 | 3.8 | 5.0 | 6.3 | 7.5 | 10.0 | 12.5 |
| 10% SDS | 0.05 | 0.1 | 0.15 | 0.2 | 0.25 | 0.3 | 0.4 | 0.5 |
| 10%过硫酸铵 | 0.05 | 0.1 | 0.15 | 0.2 | 0.25 | 0.3 | 0.4 | 0.5 |
| TEMED | 0.004 | 0.008 | 0.012 | 0.016 | 0.02 | 0.024 | 0.032 | 0.04 |
| 8% Gel | | | | | | | | |
| $H_2O$ | 2.3 | 4.6 | 6.9 | 9.3 | 11.5 | 13.9 | 18.5 | 23.2 |
| 30% Acrylamide | 1.3 | 2.7 | 4.0 | 5.3 | 6.7 | 8.0 | 10.7 | 13.3 |
| 1.5 M Tris-HCl(pH 8.8) | 1.3 | 2.5 | 3.8 | 5.0 | 6.3 | 7.5 | 10.0 | 12.5 |
| 10% SDS | 0.05 | 0.1 | 0.15 | 0.2 | 0.25 | 0.3 | 0.4 | 0.5 |
| 10%过硫酸铵 | 0.05 | 0.1 | 0.15 | 0.2 | 0.25 | 0.3 | 0.4 | 0.5 |
| TEMED | 0.003 | 0.006 | 0.009 | 0.012 | 0.015 | 0.018 | 0.024 | 0.03 |
| 10% Gel | | | | | | | | |
| $H_2O$ | 1.9 | 4.0 | 5.9 | 7.9 | 9.9 | 11.9 | 15.9 | 19.8 |
| 30% Acrylamide | 1.7 | 3.3 | 5.0 | 6.7 | 8.3 | 10.0 | 13.3 | 16.7 |
| 1.5 M Tris-HCl(pH 8.8) | 1.3 | 2.5 | 3.8 | 5.0 | 6.3 | 7.5 | 10.0 | 12.5 |
| 10% SDS | 0.05 | 0.1 | 0.15 | 0.2 | 0.25 | 0.3 | 0.4 | 0.5 |
| 10%过硫酸铵 | 0.05 | 0.1 | 0.15 | 0.2 | 0.25 | 0.3 | 0.4 | 0.5 |
| TEMED | 0.002 | 0.004 | 0.006 | 0.008 | 0.01 | 0.012 | 0.016 | 0.02 |

续表 3－2

| 各种组分名称 | 各种凝胶体积所对应的各种组分的取样量 | | | | | | | |
|---|---|---|---|---|---|---|---|---|
| | 5 ml | 10 ml | 15 ml | 20 ml | 25 ml | 30 ml | 40 ml | 50 ml |
| 12% Gel | | | | | | | | |
| $H_2O$ | 1.6 | 3.3 | 4.9 | 6.6 | 8.2 | 9.9 | 13.2 | 16.5 |
| 30% Acrylamide | 2.0 | 4.0 | 6.0 | 8.0 | 10.0 | 12.0 | 16.0 | 20.0 |
| 1.5 M Tris-HCl(pH 8.8) | 1.3 | 2.5 | 3.8 | 5.0 | 6.3 | 7.5 | 10.0 | 12.5 |
| 10% SDS | 0.05 | 0.1 | 0.15 | 0.2 | 0.25 | 0.3 | 0.4 | 0.5 |
| 10%过硫酸铵 | 0.05 | 0.1 | 0.15 | 0.2 | 0.25 | 0.3 | 0.4 | 0.5 |
| TEMED | 0.002 | 0.004 | 0.006 | 0.008 | 0.01 | 0.012 | 0.016 | 0.02 |
| 15% Gel | | | | | | | | |
| $H_2O$ | 1.1 | 2.3 | 3.4 | 4.6 | 5.7 | 6.9 | 9.2 | 11.5 |
| 30% Acrylamide | 2.5 | 5.0 | 7.5 | 10.0 | 12.5 | 15.0 | 20.0 | 25.0 |
| 1.5 M Tris-HCl(pH 8.8) | 1.3 | 2.5 | 3.8 | 5.0 | 6.3 | 7.5 | 10.0 | 12.5 |
| 10% SDS | 0.05 | 0.1 | 0.15 | 0.2 | 0.25 | 0.3 | 0.4 | 0.5 |
| 10%过硫酸铵 | 0.05 | 0.1 | 0.15 | 0.2 | 0.25 | 0.3 | 0.4 | 0.5 |
| TEMED | 0.002 | 0.004 | 0.006 | 0.008 | 0.01 | 0.012 | 0.016 | 0.02 |

表 3－3　配制 SDS-PAGE 5%浓缩胶所用溶液

| 各种组分名称 | 各种凝胶体积所对应的各种组分的取样量 | | | | | | | |
|---|---|---|---|---|---|---|---|---|
| | 1 ml | 2 ml | 3 ml | 4 ml | 5 ml | 6 ml | 8 ml | 10 ml |
| $H_2O$ | 0.68 | 1.4 | 2.1 | 2.7 | 3.4 | 4.1 | 5.5 | 6.8 |
| 30% Acrylamide | 0.17 | 0.33 | 0.5 | 0.67 | 0.83 | 1.0 | 1.3 | 1.7 |
| 1.5 M Tris-HCl(pH 8.8) | 0.13 | 0.25 | 0.38 | 0.5 | 0.63 | 0.75 | 1.0 | 1.25 |
| 10% SDS | 0.01 | 0.02 | 0.03 | 0.04 | 0.05 | 0.06 | 0.08 | 0.1 |
| 10%过硫酸铵 | 0.01 | 0.02 | 0.03 | 0.04 | 0.05 | 0.06 | 0.08 | 0.1 |
| TEMED | 0.001 | 0.002 | 0.003 | 0.004 | 0.005 | 0.006 | 0.008 | 0.01 |

**【实验材料】**

**1 实验器材**

蛋白质凝胶垂直电泳系统,移液枪,吸头、EP 管、制胶板、滤纸、台式离心机,水浴锅,脱色摇床,凝胶成像系统。

**2 实验试剂**

(1) 30% 丙烯酰胺:29 g 丙烯酰胺,1 g 甲叉双丙烯酰胺溶于 80 ml ddH$_2$O,加 ddH$_2$O 定容至 100 ml,棕色瓶中 4 ℃可保存 1 个月。

(2) 10% 过硫酰胺:1 g 过硫酸铵溶于 ddH$_2$O 并补足体积至 10 ml,分装到 EP 管中,−20 ℃可保存 1 年,4 ℃可保存 1 周。

(3) 10% SDS:10 g SDS 溶解在 80 ml ddH$_2$O 中,完全溶解后加 ddH$_2$O 至 100 ml,室温保存。

(4) 1 M,pH 6.8 Tris-HCl:12.12 g Tris 溶解在 80 ml ddH$_2$O 中,用浓 HCl 调 pH 到 6.8,加 ddH$_2$O 至 100 ml,4 ℃保存。

(5) 1.5 M,pH 8.8 Tris-HCl:18.16 g Tris 溶解在 80 ml ddH$_2$O 中,用浓 HCl 调 pH 到 8.8,加 ddH$_2$O 至 100 ml,4 ℃保存。

(6) 10×电泳缓冲液:Tris 30.3 g,甘氨酸 144.3 g,SDS 10 g,加 ddH$_2$O 溶解并定容至 1000 ml,室温保存;工作液以 30 ml 稀释至 300 ml 使用。(一大组配制 1 瓶)

(7) 染色液:40%(V/V)乙醇,10%(V/V)冰醋酸,0.5 g 考马斯亮蓝的水溶液,配制 1 L,室温保存,防止挥发。

(8) 脱色液:40%(V/V)乙醇,10%(V/V)冰醋酸的水溶液,配制 1 L,室温保存,防止挥发。

(9) 其他试剂:N,N,N,N,-四甲基乙二胺(TEMED)、蛋白 Marker。

**【实验步骤】**

**1 制胶**

(1) 选择适合的电泳玻片,冲洗干净后,室温晾干或烘箱烘干。将大小两块玻板对齐,装入玻板夹,注意将两玻板底部对齐,夹好玻板夹,最后将玻板卡上制胶架。

(2) 分离胶浓度根据所要分离的蛋白质分子量选择,配胶体积由玻板大小决定。配制 5 ml 12% 分离胶,用移液器吸取各种储存液,最后加 AP 和 TEMED,迅速混匀。注:尽量减少气泡的产生!

(3) 将混匀的分离胶沿玻板壁小心加入两玻板之间至薄玻板缘下约 1.5 cm,灌好后在胶层上覆盖一层 ddH$_2$O 隔离空气,使凝胶表面变得平整。室温静置 20~30 min 至胶层和水层之间出现一个清晰的界线。

（4）除去上面的水层,再用滤纸吸尽残留的液体。

（5）配制 3 ml 5% 的浓缩胶,混匀。注:避免产生气泡!

（6）迅速将配制好的浓缩胶沿玻板壁小心加在分离胶上至薄玻板顶端,插好梳子至梳子齿的底部与前玻璃板的顶端平齐,小心避免混入气泡。室温静置 30 min 至凝胶聚合。

（7）凝胶聚合后即可进行电泳,若不立即进行电泳,可用保鲜膜包好整个玻片,4 ℃保存 1～2 天。

2　电泳

（1）将胶板放入电泳槽中,在电泳槽中添加 300 ml 1×电泳缓冲液,使凝胶的上下端均能浸泡在缓冲液中。轻轻拔出梳子,注意不要将加样孔撕破。

（2）在电泳槽的泳道上架上加样器,使用微量移液器沿玻板分别加入蛋白质 Marker 和蛋白样品,并记录加样顺序。

（3）开始电泳,正极(红色)接下槽,打开电源,恒压 80 V 电泳使溴酚蓝前沿到达分离胶,然后将电压调整到恒压 120 V,继续电泳至溴酚蓝到达分离胶底部时结束。注:不要让溴酚蓝跑出分离胶!

3　染色和脱色

（1）小心取出玻板,用小塑料铲轻轻卸胶,动作轻柔并保持胶的湿润,防止弄碎或弄破凝胶。注:用过的电泳液可回收 1～2 次!

（2）将卸下的凝胶放入一胶盒中,倒入考马斯亮蓝染色液(没过胶即可),于摇床上最小转速室温染色 10 min。

（3）回收染色液,加入脱色液于摇床上室温脱色。中途更换 2～3 次脱色液至出现明显蓝色蛋白条带。脱色液经活性炭吸附有色杂质后可回收利用,脱色液与染色液回收时需用滤纸除去颗粒状杂质。

4　凝胶成像

将脱色完毕的凝胶置于凝胶成像系统拍照。

【实验结果】

SDS-PAGE 检测重组蛋白的表达,GFP 分子量约为 30 kDa,对照蛋白 Marker 在 30 kDa 的位置显示目标条带增多,初步判断 GFP 蛋白已经表达(图 3-2)。

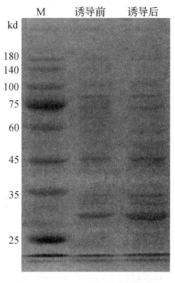

图 3 - 2　GFP 蛋白的表达　　　　　　　（扫码见彩图）

【注意事项】

（1）未聚合的丙烯酰胺、甲叉双丙烯酰胺都有神经毒性，操作时要避免皮肤接触和呼吸道吸入。

（2）β-巯基乙醇有刺激性臭味，吸入或通过皮肤吸收可致伤，最好在通风橱中操作。

（3）TEMED 有刺激性臭味且有毒性，操作时要避免吸入。

（4）制备浓缩胶中，添加 10％AP 和 TEMED 前，应均匀地混合，一旦加入 APS 和 TEMED 后应快速地旋转混合加入制胶层，否则浓缩胶很快就会聚合。

（5）10％AP 尽量使用时现配现用，4 ℃保存，两周内用完，最多不能超过一个月。—20 ℃可保存两个月，但一旦解冻后应尽快用完。

（6）用考马斯亮蓝染色操作容易，但灵敏度较差，蛋白质含量不能低于 100 ng，如果用银染法，灵敏度较高，通常认为比考马斯亮蓝法提高 50～100 倍，可检测 2 ng 的蛋白质。

【课后思考题】

（1）SDS 在 SDS-PAGE 中的作用是什么？在质粒 DNA 提取中又起什么作用？

（2）比较核酸电泳和蛋白质电泳的异同之处。

## 实验 12  重组蛋白的纯化方法（盐析法）

**【实验目的】**

（1）了解重组蛋白的纯化方法。

（2）掌握硫酸铵沉淀重组蛋白的实验技术。

**【实验原理】**

诱导表达后的蛋白质往往是非分泌性的，并常常以包涵体的形式存在于细胞内。经典细胞蛋白质的分离是：清洗组织或细胞（通常用缓冲液悬浮细胞或菌体后离心，除去残留培养基，然后用适当的缓冲液悬浮菌体）、裂解细胞、离心出去膜组分等获得可溶性蛋白质，然后通过离心、盐析沉淀、层析、电泳等方法进行分离纯化，以获得目的蛋白产物。

硫酸铵沉淀法可用于从大量粗提液中浓缩和部分纯化蛋白质。高浓度的盐离子在蛋白质溶液中可与蛋白质竞争水分子，从而破坏蛋白质表面的水化膜，降低其溶解度，使之从溶液中沉淀出来。各种蛋白质的溶解度不同，因而可利用不同浓度的盐溶液来沉淀不同的蛋白质，即盐析。盐浓度通常用饱和度来表示，硫酸铵因其溶解度大、温度系数小和不易使蛋白质变性而应用最广。

蛋白质在用盐析沉淀分离后，需要将蛋白质中的盐除去，常用的办法是透析，即把蛋白质溶液装入透析袋内（常用的是玻璃纸），用缓冲液进行透析，并不断地更换缓冲液，因透析所需时间较长，所以最好在低温中进行。此外也可用葡萄糖凝胶 G-25 或 G-50 过柱除盐，所用的时间就比较短。

表 3 - 4   调整硫酸铵溶液饱度和计算表

| | | 硫酸铵终浓度（%，饱和度） | | | | | | | | | | | | |
|---|---|---|---|---|---|---|---|---|---|---|---|---|---|---|
| | | 20 | 25 | 30 | 35 | 40 | 45 | 50 | 55 | 60 | 65 | 70 | 75 | 80 | 90 |
| | | 每升溶液加入硫酸铵固体的克数 | | | | | | | | | | | | |
| 硫酸铵初始浓度（%，饱和度） | 0 | 114 | 144 | 176 | 209 | 243 | 277 | 313 | 351 | 390 | 430 | 472 | 516 | 561 | 662 |
| | 20 | | 29 | 59 | 91 | 123 | 155 | 189 | 225 | 262 | 300 | 340 | 382 | 424 | 520 |
| | 25 | | | 30 | 61 | 93 | 125 | 158 | 193 | 230 | 267 | 307 | 348 | 390 | 485 |
| | 30 | | | | 30 | 62 | 94 | 127 | 162 | 198 | 235 | 273 | 314 | 356 | 449 |
| | 35 | | | | | 31 | 63 | 94 | 129 | 164 | 200 | 238 | 278 | 319 | 411 |
| | 40 | | | | | | 31 | 63 | 97 | 132 | 168 | 205 | 245 | 285 | 375 |
| | 45 | | | | | | | 32 | 65 | 99 | 134 | 171 | 210 | 250 | 339 |

续表 3－4

| | | 20 | 25 | 30 | 35 | 40 | 45 | 50 | 55 | 60 | 65 | 70 | 75 | 80 | 90 |
|---|---|---|---|---|---|---|---|---|---|---|---|---|---|---|---|
| 硫酸铵终浓度(%,饱和度) | | | | | | | | | | | | | | | |
| | | 每升溶液加入硫酸铵固体的克数 | | | | | | | | | | | | | |
| 硫酸铵初始浓度（%,饱和度） | 50 | | | | | | | | 33 | 66 | 101 | 137 | 176 | 214 | 302 |
| | 55 | | | | | | | | | 33 | 67 | 103 | 141 | 179 | 264 |
| | 60 | | | | | | | | | | 34 | 69 | 105 | 143 | 227 |
| | 65 | | | | | | | | | | | 34 | 70 | 107 | 190 |
| | 70 | | | | | | | | | | | | 35 | 72 | 153 |
| | 75 | | | | | | | | | | | | | 36 | 115 |
| | 80 | | | | | | | | | | | | | | 77 |

附注:在 25 ℃和 0 ℃时,硫酸铵饱和溶液的浓度分别为 4.1 mol/L 和 3.9 mol/L。左边线直行数字为硫酸铵起始浓度,顶端横行为最终浓度。任取两点的引线交叉点表示从起始浓度变成某一个最终浓度时,每升溶液中所必须加入硫酸铵的克数。

## 【实验材料】

### 1 实验器材

冷冻离心机、搅拌器、移液器、枪头、离心管,超声探头。

### 2 实验试剂

(1) 饱和硫酸铵溶液:将 767 g 固体$(NH_4)_2SO_4$ 分次加到 1 L 蒸馏水中慢慢搅拌。用氨水或硫酸调到硫酸 pH 7.0。此即饱和度为 100% 的硫酸铵溶液(4.1 mol/L,25 ℃)。

(2) 缓冲液:pH 8.0,20 mM Tris-Cl,50 mM NaCl 溶液。

(3) IPTG 诱导后收集的菌体,硫酸铵。

## 【实验步骤】

### 1 样品准备

(1) 取出 IPTG 诱导后的菌液,用 4～5 倍体积的 PBS 洗涤菌体,5 000 r/min,离心 10 min,重复两次。

(2) 沉淀各加入 15～20 ml,40 mM Tris-Cl,250 mM NaCl 溶液,充分混匀,重悬菌体。

(3) 加入 50 $\mu$l 的 10 mg/ml 溶菌酶,冰上反应 30 min。

(4) 在冰浴条件下进行超声破碎,将超声探头没入悬浮液内进行超声破碎,强度为 300 Hz,2 min 间隔一次,共超声 8 次。

(5) 14 000 r/min 离心 50 min,回收上清液。

### 2 硫酸铵沉淀法粗提蛋白

（1）往总蛋白上清液中慢慢加入饱和硫酸铵溶液至终浓度为 25%，边加入边搅拌，磁力搅拌器搅拌 30 min，使杂蛋白充分沉淀。

（2）4 000 r/min，4 ℃离心 30 min，回收上清液。

（3）再次加入饱和$(NH_4)_2SO_4$至终浓度为 75%，边加入边搅拌 30 min。

（4）4 000 r/min，4 ℃离心 30 min，弃上清液。取出沉淀，即为目标蛋白沉淀。

**【实验结果】**

对破碎的细菌进行 SDS-PAGE 电泳，以判断目标蛋白是否可溶。硫酸铵沉淀法粗提 GFP 蛋白的情况，结果如图 3 - 3 所示。

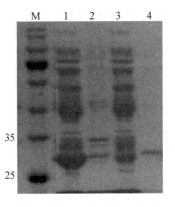

图 3 - 3　粗提 GFP 蛋白的情况

（扫码见彩图）

M:蛋白 Marker；1:菌体破碎后的上清；2:菌体破碎后的沉淀；
3:75%浓度的硫酸铵沉淀；4:盐析上清液

**【注意事项】**

（1）使用超声波时应控制强度在一定的限度内，即刚好低于溶液产生泡沫的水平。注:产生泡沫会导致蛋白质变性!

（2）盐析时，如果加的是固体硫酸铵，一定要研成细粉缓慢搅拌加入，以防止局部浓度过大导致沉淀的重复性不好；国产的硫酸铵会含有重金属导致蛋白变性，产生白沫，加入 1% 的 EDTA，可以预防这一现象。再有，收沉淀时的转速应在 10 000 r/min 以上，防止蛋白的丢失。

**【课后思考题】**

（1）影响盐析的主要因素是什么?

（2）是否还有其他常用的沉析方法?

# 实验 13　重组蛋白的纯化方法（疏水层析法）

**【实验目的】**

（1）了解疏水层析的原理。

（2）掌握疏水层析纯化重组蛋白的方法。

**【实验原理】**

疏水层析（Hydrophobic Interaction Chromatography，HIC）是用适度疏水性的固定相，以含盐水溶液作为流动相分离生物大分子的液相层析方法，它利用蛋白质表面的疏水部位和固定相上的疏水基团的结合来达到纯化蛋白质的目的，是蛋白质分离的常用手段之一。

疏水作用层析具有许多的优点：① 活性回收率高。用中性或接近中性的盐水体系作为流动相，使得在酸性及有机溶剂条件下易失活的蛋白质，能以活性状态在疏水层析上进行分离，失活少。② 因采用了盐的水溶液作为流动相，可以在相似条件下进行使许多需要保持生物活性的蛋白质的理化性质研究，如测定蛋白质的盐析浓度、研究溶液中蛋白质的构象变化行为等。③ 流动相成本低，大大减少了反相层析中使用的有机溶剂对环境的污染。

疏水作用在生物系统中广泛存在。蛋白质分子是一个外部有一亲水层包围、内部有疏水核的具有一定空间的复杂体系，其表面亲水性很强，但也有一些非极性的疏水基团或疏水区域，同时还存在较多的疏水基团裂隙。如果将蛋白质表面的疏水基团暴露于高疏水性的环境里，就可以和固定相上的疏水基团结合。疏水作用层析就是依据生物大分子疏水性的差异实现分离的。在高盐环境下，蛋白质表面的疏水区域暴露，这样它的疏水部分即可与含疏水表面基团的固定相发生较强的疏水相互作用，从而被结合在固定相表面。而一旦降低流动相的盐浓度，蛋白质表面疏水区域闭合，疏水作用降低，这样就可以实现蛋白质的洗脱。图 3-4 为疏水吸附过程示意图。

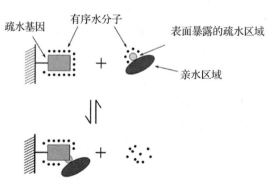

图 3-4　疏水吸附过程示意图

（扫码见彩图）

Phenyl-Sepharose™ 6 Fast Flow 是疏水性层析介质的一种,这种层析介质是以交联琼脂糖为支持物,交联琼脂糖支持物与苯基共价结合。苯基作为疏水性配体,可以与疏水性物质发生疏水作用。Phenyl-Sepharose™ 6 Fast Flow 结构示意图如图 3-5。

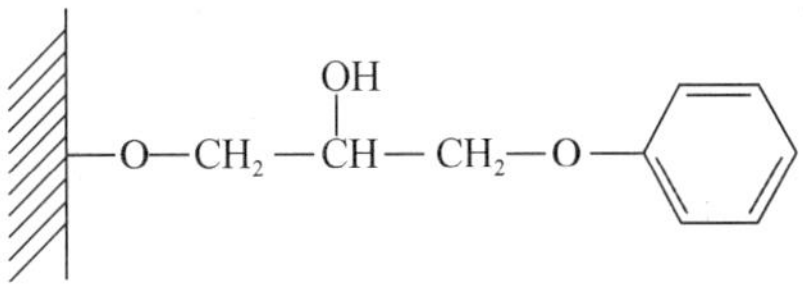

图 3-5 Phenyl-Sepharose™ 6 Fast Flow 结构示意图

【实验材料】

1 实验器材

蛋白纯化装置、SDS-PAGE 胶电泳系统、离心管。

2 实验试剂

(1) 缓冲液 A:1 M (NH₄)₂SO₄ 溶液,20 mM Tris-HCl,pH=8.0。

(2) 缓冲液 B:20 mM (NH₄)₂SO₄ 溶液,20 mM Tris-HCl,pH=8.0。

(3) Phenyl-Sepharose™ 6 Fast Flow 疏水层析、SDS-PAGE 电泳相关试剂。

【实验步骤】

(1) 层析介质准备:Phenyl-Sepharose™ 6 Fast Flow 疏水层析介质保存在 20% 乙醇中,取出层析介质后,倾出乙醇溶液。

(2) 装柱:将层析柱洗净,固定在铁架台上,层析柱下口用螺旋夹夹紧。加入缓冲液 A,打开下口让溶液流出,排出残留气泡,柱中保留高度约 2 cm 的溶液。将准备好的层析介质轻轻搅匀,用玻璃棒引流,沿层析柱内壁将层析介质缓慢加进柱中。等到层析介质在柱中沉积高度超过 1 cm 时,打开下口。柱床高度达到 6~8 cm 时关闭下口,装柱尽可能一次装完。

(3) 柱平衡:用缓冲液 A 平衡 10 个柱床体积,注意始终保持层析介质处于溶液中,不要干柱,柱床的表面保持平整。

(4) 样品处理及上样:从 -20 ℃冰箱里取出经硫酸铵沉淀的蛋白,溶于 2 ml 缓冲液 A,并经 10 000 r/min 离心 10 min,以充分去除杂质。将上清液转移到一个新的离心管,弃沉淀。当观察到平衡缓冲液比凝胶床面略高 2~3 cm 时,小心加入蛋白样品。注意:加样品和缓冲液的时候不能破坏柱床的表面,不要干柱。

(5) 洗脱:上样完毕后,用约 50 ml 结合缓冲液 A 洗涤除掉未结合蛋白,之后用约 200 ml 洗脱缓冲液 B 洗涤柱床,观察吸光度变化。

(6) 收样:收集样品,每管样品约 3 ml,之后 280 nm 处测定紫外吸收。

（7）疏水层析介质清洗与保存：层析介质先用水清洗，然后用 0.5 M NaOH 洗脱，最后用水洗至中性。处理好的层析介质放在 20％乙醇中，4 ℃保存。

**【实验结果】**

收集样品进行 SDS-PAGE 电泳判断纯化效果并讨论。

**【注意事项】**

（1）注意填料要加水搅拌成均匀悬液，悬液浓度依填料而不同，一般 70％～85％，迅速倒入空柱内，保持柱床表面平整。

（2）蛋白纯化中绝对不允许柱内进入气泡，纯化前必须排除气泡。

（3）准备上柱的液体应进行过滤或者离心去除杂质。

**【课后思考题】**

影响疏水层析的主要因素是什么？

## 实验 14　重组蛋白的纯化方法（离子交换层析法）

**【实验目的】**

（1）掌握离子交换层析技术的原理。

（2）掌握离子交换层析的技术方法。

**【实验原理】**

离子交换层析(Ion Exchange Chromatography，IEC)是以离子交换剂为固定相，依据流动相中的组分离子与交换剂上的平衡离子进行可逆交换时的结合力大小的差别而进行分离的一种层析方法。离子交换层析是目前生物化学领域中常用的一种层析方法，广泛地应用于各种生化物质如氨基酸、蛋白、糖类、核苷酸等的分离纯化。

离子交换层析法主要依据电荷间的相互作用，利用带电分子中电荷的微小差异而进行分离。以阴离子交换介质介绍离子交换层析的基本分离过程（如图 3-6 所示）。阴离子交换剂的电荷基团带正电，装柱平衡后，与缓冲溶液中的带负电的平衡离子结合。待分离溶液中可能有正电基团、负电基团和中性基团。加样后，负电基团可以与平衡离子进行可逆的置换反应而结合到离子交换剂上。正电基团和中性基团则不能与离子交换剂结合，随流动相流出而被去除。通过选择合适的洗脱方式和洗脱液，如增加离子强度的梯度洗脱。随着洗脱液离子强度的增加，洗脱液中的离子可以逐步与结合在离子交换剂上的各种负电基团进行交换，而将各种负电基团置换出来，随洗脱液流出。与离子交换剂结合力小的负电基团先被置换出来，而与离子交换剂结合力强的需要较高的离子强度才能被置换出来，这样各种负电基团就会按其与离子交换剂结合力从小到大的顺序逐步被洗脱下来，从而达到分离目的。

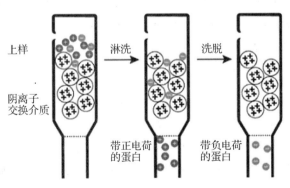

图 3-6　离子交换层析的基本分离过程　　　　（扫码见彩图）

**【实验材料】**

1 实验器材

蛋白纯化系统、DEAE Sephadex A 50、SDS-PAGE 胶电泳系统、离心管。

2 实验试剂

(1) 缓冲液 A:20 mM Tris-HCl,50 mM NaCl 溶液,pH=8.0。

(2) 缓冲液 B:20 mM Tris-HCl,1 M NaCl 溶液,pH=8.0。

(3) 透析液。

(4) DEAE Sephadex A 50 填料介质、SDS-PAGE 电泳相关试剂、去离子水。

**【实验步骤】**

(1) 活化 DEAE 填料:称取所需的量,置于 0.5 M NaOH 溶液中(1 g DEAE-纤维素干粉约需 15 倍 NaOH 液),浸泡 1 h 左右,持续搅拌。抽滤后以蒸馏水洗涤,再抽滤,直至滤液近中性为止,再将纤维素浸泡于 0.5 M HCl 中 1 h,同样抽滤液至近中性。再将纤维素浸于 0.5 M NaOH 液中,同样处理,洗至中性。活化的目的在于除去杂质,暴露 DEAE-纤维素上的极性基团。DEAE-纤维素的用量则根据柱容积的大小和所需过柱样品的量来决定。一般 1.0 g DEAE-纤维素相当于 6～8 ml 柱床体积。

(2) 装柱:将平衡的 DEAE-纤维素入柱糊状物沿管壁小心倒入其中,装好柱的柱面应该是平整的,无倾斜,整个柱床内无气泡、不分层。

(3) 柱平衡:用缓冲液 A 平衡 15 个柱床体积,注意始终保持层析介质处于溶液中,不要干柱,柱床的表面保持平整。(根据蛋白质在所用缓冲液 pH 下带电荷的种类选择,如 pH 高于蛋白质等电点,应选阴离子交换剂,反之应选阳离子交换剂。一般情况下,DEAE-纤维素用于分离酸性蛋白,而 CM 纤维素用于分离碱性蛋白质。)

(4) 样品处理及上样:当观察到平衡缓冲液比凝胶床面略高 2～3 cm 时,小心加入蛋白样品。注意:样品的加量与 DEAE-纤维素有一个最适比的关系,超过这个比值,吸附就不完全,直接影响到分离的纯度。经过粗提的蛋白 50～100 mg,用干重约 4 g 的 DEAE-纤维素装柱分离,可获得理想结果。

(5) 洗脱:上样完毕后,用约 50 ml 结合缓冲液 A 洗涤除掉未结合蛋白,之后用约 200 ml 洗脱缓冲液 B 洗涤柱床,观察吸光度变化。

(6) 收样:收集样品,每管样品约 3 ml,之后 280 nm 处测定紫外吸收。

(7) 交换柱的再生:将使用过的 DEAE-纤维素移入烧杯中,用 2 M NaCl 溶液浸泡,抽滤并洗涤数次。如不立即使用,可加 1/10 000 的叠氮钠防腐,保存于 4 ℃冰箱中。使用时,再以碱-酸-碱处理。

**【实验结果】**

收集样品进行 SDS-PAGE 电泳判断纯化效果并讨论。

**【注意事项】**

（1）注意装柱包括以后使用中绝对不允许柱内进入气泡。

（2）装柱完成后，可用柱效测定的方法检查装填效果。一个装填合格的柱子的理论塔板高度应是填料平均粒径的 2～4 倍，在此范围内越小越好。

（3）准备上柱的液体应进行过滤或者离心去除杂质。

**【课后思考题】**

（1）为什么离子交换层析之前需要透析除盐？

（2）离子交换层析分离、纯化大分子物质的原理是什么？

# 实验 15  重组蛋白的纯化方法(亲和层析法)

## 【实验目的】

(1) 学习亲和层析法的原理。

(2) 掌握亲和层析法分离蛋白质的技术与操作。

## 【实验原理】

亲和层析(AffinityChromatography,AC)是以普通凝胶作载体的一种吸附层析方法,连接上金属离子制成螯合吸附剂,用于分离纯化蛋白质,这样的方法称为金属螯合亲和层析。蛋白质对金属离子具有亲和力是这种方法的理论依据。已知蛋白质中的组氨酸和半胱氨酸残基在接近中性的水溶液中能与镍或铜离子形成比较稳定的络合物,因此,连接上镍或铜离子的载体凝胶可以选择性地吸附含咪唑基和巯基的肽和蛋白质。过渡金属元素镍在较低 pH 范围时(pH 6~8),有利于选择性地吸附带咪唑基和巯基的肽和蛋白质,在碱性 pH 时,使吸附更有效,但选择性降低。金属螯合亲和层析行为在很大程度上,由被吸附的肽和蛋白质分子表面咪唑基和巯基的稠密程度所支配,吲哚基可能也很重要。

从原则上讲,所有的蛋白质都能通过亲和层析来分离和纯化。与蛋白质发生亲和作用的基团称为配体(ligand)。配体是指能被生物大分子所识别并与之结合的原子、原子基团和分子。例如,酶的作用底物、辅酶、调节效应物、激素的受体、抗原与抗体互为配体。Ni-NTA 纯化介质是螯合剂(氮川三乙酸或 NTA)共价偶联到琼脂糖介质(4%交联)上,再螯合 $Ni^{2+}$ 制备而成。NTA 通过 4 个位点牢固螯合 $Ni^{2+}$,从而减少纯化过程中 $Ni^{2+}$ 泄露到蛋白样品中(图 3 - 7)。

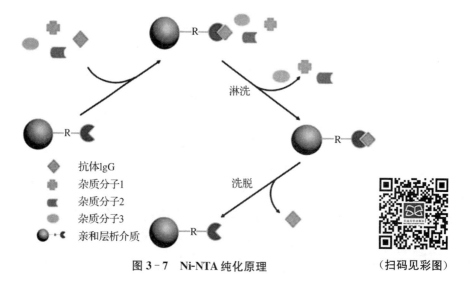

抗体IgG
杂质分子1
杂质分子2
杂质分子3
亲和层析介质

淋洗

洗脱

**图 3 - 7  Ni-NTA 纯化原理**　　　　　(扫码见彩图)

**【实验材料】**

**1** 实验器材

冷冻离心机、蛋白纯化系统、Ni-NTA 纯化介质、SDS-PAGE 胶电泳系统、离心管。

**2** 实验试剂

(1) 缓冲液 A：20 mM Tris-HCl，50 mM NaCl 溶液，10 mM 咪唑，pH＝7.5。

(2) 缓冲液 B：20 mM Tris-HCl，50 mM NaCl 溶液，50 mM 咪唑，pH＝7.5。

(3) 缓冲液 C：20 mM Tris-HCl，50 mM NaCl 溶液，400 mM 咪唑，pH＝7.5。

(4) Ni-NTA 纯化介质，去离子水。

**【实验步骤】**

(1) 取出 20％乙醇浸泡的 Ni-NTA 纯化介质 2 ml 沿着贴紧柱内壁的玻璃棒把糊状凝胶倒进层析柱内，并把层析柱固定在铁支架上，打开下端的排水口，让亲和凝胶剂随水流自然沉下，使用 20×体积的去离子水清洗 Ni-NTA 纯化介质，接着使用 20×体积的缓冲液 A 平衡柱子。

(2) 从－20 ℃冰箱里取出经硫酸铵沉淀的蛋白，溶于 2 ml 缓冲液 A，并经 10 000 r/min 离心 10 min，以充分去除杂质。将上清液转移到一个新的离心管，弃沉淀。当观察到平衡缓冲液比凝胶床面略高 2～3 cm 时，小心加入蛋白样品。注意：加样品和缓冲液的时候不能破坏柱床的表面，不要干柱。

(3) 上样完毕后，收集穿透液。用 50×体积的缓冲液 A 洗涤除掉未结合蛋白，之后用约 10×体积的缓冲液 B 洗涤柱床，以去除弱吸附的杂蛋白，收集洗涤液，注意吸光度值的变化。

(4) 用 5×体积缓冲液 C，收集洗脱液。每管收 1 ml，之后 280 nm 处测定紫外吸收。

(5) Ni-NTA 的再生及储存：

① 用 2×去离子水清洗柱子。

② 用 10×0.5 M NaCl，50 mM EDTA(pH 8.0)洗去结合的镍离子。

③ 用 10×去离子水清洗柱子。

④ 用 10×1 M NaOH 洗柱，去残留蛋白。

⑤ 用大约 10×去离子水清洗柱子，去除 NaOH，直到 pH 低于 9。

⑥ 用 5×0.2 M NiSO₄ 溶液洗脱。

⑦ 用 10×去离子水清洗柱子。

⑧ 用大约 3×柱床体积乙醇过柱，拆除柱子，保存柱料于 20％乙醇中。

**【实验结果】**

每个步骤收集样品,进行 SDS-PAGE 电泳判断纯化效果。纯化结果如图 3-8 所示,在 30 kd 条带位置显示粗亮的条带,GFP 蛋白能与 Ni-NTA 纯化介质较好地结合,并且纯化效果较好,纯度在 90% 以上。

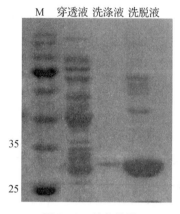

图 3-8　纯化结果　　　　　　　　　　（扫码见彩图）

**【注意事项】**

(1) 所有需要用到的材料的温度要与色谱操作的温度一样,液体最好做脱气处理。

(2) 在柱子下端加入蒸馏水,以除去柱子中的空气,关闭柱子出口,在柱内保留少量的蒸馏水。

(3) 将琼脂糖凝胶连续倒入柱子时,要用玻璃棒紧靠柱子内壁引流,以减少气泡的产生,让填料先自然沉降。

(4) 柱压不超过 0.3 MPa,如果装柱系统中无法测柱压,则控制流速高于 300 cm/h,但是在使用中一般只用最大流速的 75%。

(5) 缓冲液可以选择中性的磷酸盐或者醋酸盐缓冲液,NaCl 的浓度为 0.15～0.5 M,作为起始缓冲液。

(6) 缓冲液中的去污剂一般不会影响对蛋白的吸附作用。

(7) 线性降低或一步降低 pH。大多数蛋白在 pH 6～4 会被洗脱下来,也可以在 pH 3～4,缓冲液可以是醋酸钠、柠檬酸、磷酸盐缓冲体系。

(8) 竞争性洗脱:线性增加或一步增加与金属离子有亲和力的物质,如 0～0.5 M 咪唑,0～50 mM 组氨酸,0～2 M NHACl。梯度洗脱最好在起始缓冲液的恒定 pH 下进行。

(9) EDTA、EGTA 等螯合剂会与金属离子产生作用力,导致蛋白被洗脱下来。

这种方法不能使不同的蛋白分离,此外会影响蛋白吸附,导致融合蛋白不能挂柱。

（10）所有上述情况中,缓冲液中必须加入 0.15～0.5 M 的 NaCl 以消除离子交换作用。

（11）除去因离子交换作用吸附的蛋白,用 2～3 倍柱床体积 2 M 的 NaCl 溶液淋洗柱子,再反向淋洗。

（12）除去蛋白沉淀、疏水性蛋白,用 1 M 的 NaOH 清洗柱子 1 h。

（13）所有操作中,都要用至少 3 倍柱床体积的初始缓冲液洗柱子。

**【课后思考题】**

（1）如果蛋白质不挂柱,其原因可能是什么?

（2）如果洗脱液中蛋白的杂质较多,该如何改进呢?

# 实验 16　Western blotting 鉴定重组蛋白

【实验目的】

（1）掌握 Western blotting 的实验原理。

（2）掌握转移槽的使用方法和转膜的基本操作程序。

【实验原理】

蛋白质经 SDS-PAGE 分离后，必须从凝胶中转移到固相支持物上。固相支持物具有牢固结合蛋白又不影响蛋白质活性的特点，而且支持物本身还有免疫反应惰性等特点。常用的支持物有硝酸纤维膜（NC 膜）或 PVDF 膜。蛋白质从凝胶向膜转移的过程普遍采用电转印法，分为半干式和湿式转印两种模式。蛋白质印迹法是将蛋白质混合样品经 SDS-PAGE 后，分离为不同条带，其中含有能与特异性抗体（或 McAb）相应的待检测的蛋白质（抗原蛋白），将 PAGE 胶上的蛋白条带转移到 NC 或者 PVDF 膜上的过程称为 blotting，以利于随后的检测能够进行。随后，将 NC 或者 PVDF 膜与第一抗体清一起孵育，使第一抗体与待检的抗原决定簇结合（特异大蛋白条带），再与酶标的第二抗体反应，即检测样品的待测抗原并可对其定量。这种蛋白质的测定方法称 Western blotting（或称蛋白质印迹、免疫印迹）。由于待测蛋白经电泳浓缩，且用抗原-抗体特异性反应检测蛋白质，因此，Western blotting 的灵敏度、特异性都很高。Western blotting 的主要流程如图 3-9。

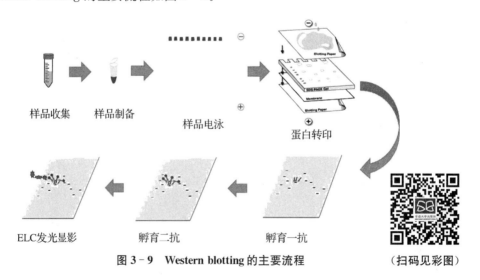

样品收集　　样品制备　　　　样品电泳　　　　　　蛋白转印

ELC发光显影　　　　孵育二抗　　　　　孵育一抗

图 3-9　Western blotting 的主要流程　　　　　（扫码见彩图）

**【实验材料】**

1 实验器材

蛋白质凝胶垂直电泳系统,蛋白质凝胶垂直电转系统,水浴锅,脱色摇床、冷冻离心机,X光胶片,凝胶成像系统。

2 实验试剂

SDS-PAGE电泳试剂,电转缓冲液,封闭液(5%脱脂牛奶),一抗,二抗,TBST,显影液,各组分蛋白样品,PVDF膜。

**【实验步骤】**

(1) 将各组分样品进行SDS-PAGE电泳,按照凝胶的大小准备一张PVDF膜,将切好的PVDF膜置于甲醇上浸2 min才可使用。

(2) 在加有转移液的搪瓷盘里放入转膜用的夹子、两块海绵垫、一支玻棒、滤纸和浸过的膜。

(3) 将夹子打开使黑的一面保持水平。在上面垫一张海绵垫,用玻棒来回搓几遍以搓走里面的气泡。在垫子上垫三层滤纸,一手固定滤纸一手用玻棒搓去其中的气泡。

(4) 将夹子放入转移槽中,要使夹的黑面对槽的黑面,夹的白面对槽的红面。电转移时会产热,在槽的一边放一块冰来降温。100 V转移1.5 h。

(5) 封闭:加入封闭液,在室温平稳摇动膜,封闭2 h。

(6) 孵育一抗:把一抗按合适稀释比例用1×PBST稀释,液体必须覆盖膜的全部),4 ℃放置过夜。阴性对照,以1% BSA取代一抗,其余步骤与实验组相同。

(7) 弃一抗和1% BSA,用1×M PBST分别洗膜,一次5 min,洗3次。

(8) 加入过氧化物酶偶联的二抗(按合适稀释比例用0.01 M PBS稀释),平稳摇动,室温1 h。

(9) 弃二抗,用1×M PBST洗膜,一次5 min,洗3次。

(10) 加入显色液,避光显色至出现条带时放入双蒸水中终止反应,马上把X-光片浸入定影液中,定影时间一般为5~10 min,以胶片透明为止;用自来水冲去残留的定影液后,室温下晾干。

**【实验结果】**

Western blotting结果如图3-10所示,GFP的分子量为30 kDa,条带单一,表明GFP蛋白表达纯化结果较好。

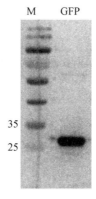

图 3－10　**Western blotting** 结果　　　　（扫码见彩图）

**【注意事项】**

（1）实验过程中全程戴手套，以避免手上杂质影响结果，并避免试剂对自身影响。

（2）PVDF 膜在电转前需在甲醇中浸泡 1～2 min，以使离子平衡。

（3）取出浸在转膜液中的凝胶平放于滤纸上，排除所有气泡，PVDF 膜放到胶上时也需排除气泡。

（4）PVDF 膜在电转后切勿搞错正反面，与胶接触的一面为正面，可切去滤膜的一角，以标记正反，如有预染 Marker 也可不标。

（5）孵育抗体时，PVDF 膜含蛋白面朝上，抗体孵育液要尽量没过 PVDF 膜，摇床需尽量慢速，用 PBST 洗时应使用较快速度。

**【课后思考题】**

（1）如果 Western blotting 结果中无条带或者信号弱，其原因是什么？该如何改进？

（2）如果 Western blotting 结果中杂带较多或背景较高，其原因是什么？该如何改进？

# 第四章 重组蛋白的生物活性评估

## 实验 17 动物细胞原代培养

【实验目的】

(1) 了解原代细胞培养的基本方法及操作过程。

(2) 学习细胞消化、营养液的配制及酸碱度的调节。

(3) 初步掌握无菌操作方法。

【实验原理】

细胞培养(cell culture)是用无菌操作的方法将动物体内的组织(或器官)取出,模拟动物体内的生理条件,在体外进行培养,使其不断地生长、繁殖,人们借以观察细胞的生长、繁殖、分化以及衰老等过程。

细胞培养的突出优点是:便于研究各种物理、化学等外界因素对细胞生长发育和分化等的影响;便于人们对细胞内结构(如细胞骨架等)、细胞生长及发育等过程的观察。因而细胞培养是探索和指示细胞生命活动规律的一种简便易行的实验技术,同时也不可忽略另一个因素,那就是它脱离了生物机体后的一些变化。

细胞培养技术目前已广泛地被应用于生物学的各个领域,如分子生物学、细胞生物学、遗传学、免疫学、肿瘤学及病毒学等。为此有必要使学生在细胞培养方面得到一些初步的感性知识,了解动物细胞培养的基本操作过程,观察体外培养细胞的生长特征,对原代细胞(primary culture cell)与传代细胞(subculture cell)有一个基本的了解。

原代细胞培养又称原代培养(primary culture),是指直接从动物体内获取的细胞、组织或器官,在体外培养,直到第一次传代为止。这种培养,首先用无菌操作的方法,从动物体内取出所需的组织(或器官),经消化,分散成为单个游离的细胞,在人工培养下,使其不断地生长及繁殖。

细胞培养是一种操作烦琐而又要求十分严谨的实验技术。要使细胞能在体外长期生长,必须满足两个基本要求:一是供给细胞存活所必需的条件,如适量的水、无机盐、氨基酸、维生素、葡萄糖及其有关的生长因子、氧气、适宜的温度,注意外环境酸碱度与渗透压的调节;二是严格控制无菌条件。

**【实验材料】**

**1 实验器材**

解剖剪、解剖镊、眼科剪(尖头、弯头)、眼科镊(尖头、弯头)、培养皿、纱布块(或不锈钢网)、玻璃斗、量筒、试管、锥形瓶、吸管、橡皮头、培养瓶等。上述器材均须彻底清洗、烤干、包装好,$9.9 \times 10^4$ Pa(15 磅)灭菌 30 min,备用。此外,还有显微镜、血细胞计数板、酒精灯、酒精棉球、碘酒棉球、试管架、标记笔、解剖板以及包装灭菌的工作服、口罩和帽子等。

**2 实验试剂**

① 平衡盐液:Hank's 液;② 细胞消化液:常用的有 0.25% 的胰蛋白酶(活性1:250);③ 0.5% 水解乳白蛋白-Hank's 液(简称 Hanks 液);④ 小牛血清;⑤ 7.4%$NaHCO_3$;⑥ 1 000 U/ml 青霉素、链霉素液。以上溶液均经适当包装,灭菌后备用。

**【实验步骤】**

**小鼠肝细胞原代培养的基本过程**

**1 消化法(以胰蛋白酶液消化为例)**

(1) 实验操作者首先进行手的清洗与消毒,再将实验用品放在适合的位置,然后配制营养液及调节平衡盐液的 pH。

① 小鼠肝细胞营养液的配制

| | |
|---|---|
| 0.5% LH 液 | 90% |
| 小牛血清 | 10% |
| 1 000 U/ml 青霉素、链霉素液加至约 100 U/ml | |
| 7.4% $NaHCO_3$ | 调 pH 至 6.8～7.0 |

② 平衡盐液-Hank's 液的调节

用 7.4% $NaHCO_3$ 调 Hank's 的 pH 至 6.8～7.0。

(2) 处死动物

取小鼠,颈椎脱臼处死,然后用 75% 酒精浸泡 2～3 s(注意小鼠在酒精中时间不宜过长,以免酒精从口和肛门中侵入,影响组织生长)。

(3) 取肝

用碘酒和酒精消毒腹部,用眼科小剪子剪开腹部皮肤后,暴露皮下组织,再次用碘酒和酒精消毒皮下组织,更换剪子和镊子,打开腹腔,即可见到肝脏。剪 1 cm² 肝组织,放在无菌的培养皿中。

(4) 剪肝

用 Hank's 液洗涤 3 次,并剔除脂肪结缔组织、血液等杂物。将干净的肝组织块移到装有青霉素的小瓶中，用弯头剪把肝组织剪成 1 mm³ 大小的碎块，组织块的大小应尽量均匀一致，再用 Hank's 液洗 2～3 次，直到液体澄清为止。

（5）消化及分散组织块

将上步清洗过的 Hank's 液吸掉，按组织块体积的 5～6 倍量加入 0.25% 的胰蛋白酶液（pH 为 7.6～7.8）。置于 37℃ 水浴中进行消化。消化时间在 20～40 min（消化时间的长短与多种因素有关，如胰蛋白酶的活性及浓度、组织块的大小等）。每隔 10 min 摇动一次青霉素瓶，以便组织块散开，以利继续消化，直到组织变成松散、黏稠状，并且颜色略变白色为止。这时可从水浴中取出青霉素瓶，吸去胰蛋白酶液。此时再用 Hank's 液洗涤 2～3 次。然后，加入少量 Hank's 液，用吸管反复吹打组织块，直到大部分组织块均分散成混浊的细胞悬液为止。此时，可将分散的细胞悬液经过灭菌的纱布（或不锈钢网）进行过滤，以去除部分较大的组织碎片。

（6）计数与稀释

从上步滤过的细胞悬液中吸取 1 ml 细胞液，进行计数。将细胞液滴于血细胞计数板上，进行计数。计数后用营养液进行稀释，稀释后的浓度一般以每毫升含细胞 30～50 万为宜。

（7）分装与培养

将稀释好的细胞悬液分装于培养瓶中（一般为 5 ml 的小方瓶），盖紧瓶塞。在培养瓶的上面做好标志，注明细胞、组别及日期。然后轻轻摇动，避免细胞堆积，以便细胞能均匀分布。最后将培养瓶置于 $CO_2$ 培养箱，37 ℃ 条件下进行培养。

### 2 组织块法

（1）其他步骤同以上（1）～（3），然后将肝组织移入一新的培养皿中，用吸管吸取 0.5 ml 培养基置于肝组织上，用另一眼科剪将其剪成 1 mm³ 左右的小块。

（2）用一弯头吸管小心地将剪碎的肝组织块吸入，放置于培养瓶底部。

（3）用弯头吸管头移动肝组织块，使其在培养瓶底部均匀分布，控制每小块间距在 0.5 cm 左右，25 ml 培养瓶放置 15～20 块。

（4）吸取少量培养基，沿培养瓶颈缓缓滴入，培养基的量以恰好能浸润组织块底部但不会使组织块漂浮为佳。

（5）轻轻将培养瓶置于培养箱中培养。

（6）24 h 后取出观察，即有少量细胞从组织块周围游离而出，视需要补以少量培养基。

【实验结果】

置于 37 ℃ 培养的原代细胞，需逐日进行观察。

### 1 胰蛋白酶消化法培养细胞的观察

在倒置显微镜下,可见刚接种于培养瓶中的细胞胞体均成圆形,悬浮于培养液中。24 h后,大多数细胞已贴附于培养瓶底部,胞体伸展,重新呈现出其肝细胞原有的细胞特征。48 h以后,细胞开始增殖,细胞的数量明显增多,在接种的细胞或细胞团的周围可见有新生的细胞,这些细胞胞体轮廓通常较浅,因内含物少而较为透明。96 h以后,新生的细胞将逐渐连接成片,胞体轮廓增强,核仁明显可见,透明度减弱。

### 2 组织块法培养细胞的观察

培养24 h后,倒置显微镜下可观察到少量的细胞从组织块边沿游离出来;48 h后,可见大量的细胞放射状排列于组织块周围,这些细胞胞核较大,胞质内含物少、透明度高,彼此间排列紧密。靠近组织块的细胞胞体较小、较圆,离组织块较远的区域可见有多角形的细胞,体积较大,有些细胞的形态介于圆形与多角形之间。

【注意事项】

在无菌操作中,一定要保持工作区的无菌清洁。为此,在操作前要认真地洗手并用75%乙醇消毒。操作前20~30 min即将超净台打开吹风。操作时,严禁说话,严禁用手去拿无菌的物品,如瓶塞等,而要用器械(如止血钳、镊子等)去拿。要在超净台内才能打开培养瓶瓶塞,打开之前要用乙醇将瓶口消毒,打开后和加塞前瓶口都要在酒精灯上烧一下,打开瓶口后的操作全部都要在超净台内完成。操作完毕后,加上瓶塞,才能拿到超净台外。使用的吸管在从消毒筒中取出后要手拿末端,将尖端在火上烧一下,戴上胶皮乳头,然后再吸取液体。总之,在整个无菌操作过程中,都应该在酒精灯的周围进行。

观察时注意:

(1)培养物是否被污染,如培养液变为黄色且混浊,表示该瓶被污染。

(2)细胞生长状况与培养液颜色的变化,如培养液变为紫红色,一般细胞生长不好,可能是瓶塞未盖紧或营养液pH过高。

(3)培养液若变为橘红色,一般显示细胞生长良好。经过1~2 d培养后,若细胞生长情况较差或培养液变红了,则可换一次营养液。换液时也要注意无菌操作,在酒精灯旁倒去原培养瓶中的营养液,再加入等体积新配营养液,pH 7.0。若经2~3 d后,细胞营养液变黄,此时表示细胞已生长。如果希望细胞长得更好些,此时也可换液。换液时,所用的溶液称为维持液,它与营养液的组成完全相同,仅所用血清量为5%。以后,每隔3~4 d(视细胞液pH而定)更换一次维持液。待细胞已基本长成致密单层时,此时即可进行传代培养。

**【课后思考题】**

（1）简述细胞原代培养的操作程序及注意事项。

（2）细胞培养获得成功的关键要素是什么？

# 实验 18　细胞传代培养

## 【实验目的】

熟练掌握细胞的传代培养法。

## 【实验原理】

传代培养是组织培养常规保种方法之一,也是几乎所有细胞生物学实验的基础。当细胞在培养瓶中长满后就需要将其稀释分种成多瓶,细胞才能继续生长,这一过程就叫传代。传代培养可获得大量细胞供实验所需。传代要在严格的无菌条件下进行,每一步都需要认真仔细地无菌操作。

## 【实验材料】

### 1 实验器材

$CO_2$ 培养箱,倒置显微镜,超净台,培养瓶,试管,移液管,巴斯德吸管,废液缸,75%酒精棉球,酒精灯,培养细胞。

### 2 实验试剂

培养基(RPMI-1640 或 DMEM),小牛血清或胎牛血清,0.25%胰蛋白酶,Hanks 液。

## 【实验步骤】

(1) 倒置显微镜下观察细胞形态,确定细胞是否需要传代及细胞需要稀释的倍数。将培养用液置 37 ℃下预热。

(2) 用 75%酒精擦拭消毒双手,用 0.1%新洁尔灭溶液擦净超净台台面。

(3) 打开超净台的紫外灯,照射台面 20 min 左右,关闭超净台的紫外灯,打开抽风机清洁空气,除去臭氧。

(4) 点燃酒精灯;取出无菌试管、巴士德吸管和刻度吸管;装上橡皮头;过酒精灯火焰略烧后插在无菌试管内。

(5) 将培养用液瓶口用 75%酒精消毒,过酒精灯火焰后斜置于酒精灯旁的架子上。

(6) 倒掉培养细胞的旧培养基。酌情可用 2～3 ml Hank's 液洗去残留的旧培养基,或用少量胰酶涮洗一下。

(7) 每个大培养瓶加入 1 ml 胰酶,小瓶用量酌减,盖好瓶盖后在倒置显微镜下观察,当细胞收回、变圆时立即将胰酶倒掉。

(8) 加入少量含血清的新鲜培养基,反复吹打消化好的细胞使其脱壁并分散,再根据分传瓶数补加一定量的含血清的新鲜培养基(大瓶 7～10 ml,小瓶 3～5 ml)制成细胞悬液,然后分装到新培养瓶中。盖上瓶盖,适度拧紧后再稍回转,以利于 $CO_2$ 气体的进入,将培养瓶放回 $CO_2$ 培养箱。

(9) 对悬浮培养细胞,步骤(6)～(8)不做。可将细胞悬液进行离心去除旧培养基上清,加入新鲜培养基,然后分装到各瓶中。

【实验结果】

记录传代前后镜下细胞的生长状况。

【注意事项】

(1) 要保证实验中的无菌操作,就必须特别注意一些操作上的细节,比如:培养液等不要过早开瓶;加液时取液用的移液管、吸管勿碰用过的培养瓶瓶口;要勤过火焰,尤其是瓶口;手要握在移液器刻度之上的位置;超净台中物品的摆放要合理,尽量避免双手交叉取物;若有动作失误,勿存侥幸心理,应及时更换移液管等。

(2) 对于贴壁细胞的传代培养,胰酶的消化步骤是关键,要注意胰酶消化的时间也不能过长,否则不但造成细胞数目的损失,也会对细胞造成损伤,使细胞不易贴壁生长。

(3) 可根据细胞的密度、生长速度及实验周期的要求等适当调整细胞的接种密度。细胞若接种密度过低,也会造成细胞生长极为缓慢甚至停止生长。

【课后思考题】

(1) 要想保证传代培养的成功,需要注意哪些环节和细节?

(2) 若发现细胞有污染时,为了以后的培养实验,应该做哪些工作?

# 实验 19　细胞冻存与复苏

**【实验目的】**

（1）掌握细胞冻存的方法。

（2）熟练进行细胞冻存与复苏操作。

**【实验原理】**

在不加任何条件下直接冻存细胞时,细胞内和外环境中的水都会形成冰晶,能导致细胞内发生机械损伤、电解质升高、渗透压改变、脱水、pH 改变、蛋白变性等,能引起细胞死亡。如向培养液加入保护剂,可使冰点降低。在缓慢的冻结条件下,能使细胞内水分在冻结前透出细胞。贮存在 $-130\ ℃$ 以下的低温中能减少冰晶的形成。

细胞复苏时速度要快,使之迅速通过细胞最易受损的 $-5\sim0\ ℃$,细胞仍能生长,活力受损不大。

目前常用的保护剂为二甲亚砜(DMSO)和甘油,它们对细胞无毒性,分子量小,溶解度大,易穿透细胞。

**【实验材料】**

1 实验器材

$4\ ℃$ 冰箱,$-80\ ℃$ 冰箱,液氮罐,离心机,水浴锅,微量加样器,冻存管、离心管、吸管等。

2 实验试剂

0.25％胰酶、培养基、含保护剂的培养基(即冻存液)等。

**【实验步骤】**

1 冻存

（1）消化细胞,将细胞悬液收集至离心管中。

（2）1000 r/min 离心 10 min,弃上清液。

（3）沉淀加含保护液的培养,计数,调整至 $5\times10^6$/ml 左右。

（4）将悬液分至冻存管中,每管 1 ml。

（5）将冻存管口封严,否则复苏时易出现爆裂。

（6）贴上标签,写明细胞种类及冻存日期。冻存管外拴一金属重物和一细绳。

（7）按下列顺序降温:室温 → $4\ ℃$(20 min)→ $-20\ ℃$(30 min)→ $-80\ ℃$(过夜)→液氮。

## 2 复苏

（1）从液氮中取出冻存管迅速置于37℃温水中并不断搅动,使冻存管中的冻存物在1 min之内融化。

（2）打开冻存管,将细胞悬液吸到离心管中。

（3）1 000 r/min离心10 min,弃去上清液。

（4）沉淀加10 ml培养液,吹打均匀,再离心10 min,弃上清液。

（5）加适当培养基后将细胞转移至培养瓶中,37 ℃培养,第二天观察生长情况。

【实验结果】

列出细胞冻存与复苏的详细过程,并注明各过程应注意的事项。

【注意事项】

（1）操作时应小心,以免液氮冻伤。

（2）定期检查液氮,随时补充。

（3）新引进的细胞株,应首先做好冻存备用。

（4）新复苏的细胞在72 h里最好不要更换培养基或传代。

【课后思考题】

（1）细胞冻存与复苏的基本原则是什么?

（2）冻存液的作用是什么?

## 实验 20　细胞计数与活力测定

### 【实验目的】

（1）练习进行细胞计数，并用细胞计数法绘制生长曲线，以了解培养细胞的生长发育特性。

（2）掌握测定细胞活力的方法。

### 【实验原理】

培养的细胞在一般条件下要求有一定的密度才能生长良好，所以要进行细胞计数。计数结果以每毫升细胞数表示。细胞计数的原理和方法与血细胞计数相同。

在细胞群体中总有一些因各种原因而死亡的细胞，总细胞中活细胞所占的百分比叫作细胞活力。由组织中分离细胞一般也要检查活力，以了解分离的过程对细胞是否有损伤作用。复苏后的细胞也要检查活力，了解冻存和复苏的效果。

用台盼蓝染细胞，死细胞着色，活细胞不着色，从而可以区分死细胞与活细胞。利用细胞内某些酶与特定的试剂发生显色反应，也可测定细胞相对数和相对活力。

### 【实验材料】

1 实验器材

普通显微镜、血球计数板、试管、吸管、酶标仪（或分光光度计）、细胞悬液。

2 实验试剂

0.4％台盼蓝，0.5％四甲基偶氮唑盐（MTT），酸化异丙醇。

### 【实验步骤】

1 细胞计数

（1）将血球计数板及盖片擦拭干净，并将盖片盖在计数板上。

（2）将细胞悬液吸出少许，滴加在盖片边缘，使悬液充满盖片和计数板之间。

（3）静置 3 min，镜下观察，计算计数板四大格细胞总数，压线细胞只计左侧和上方的。然后按下式计算：

$$细胞数/ml = 四大格细胞总数/4 \times 10\ 000$$

2 细胞活力

（1）将细胞悬液以 0.5 ml 加入试管中。

（2）加入 0.5 ml 0.4％台盼蓝染液，染色 2～3 min。

（3）吸取少许悬液涂于载玻片上，加上盖片。

（4）镜下取几个任意视野分别计死细胞和活细胞数，计细胞活力。

死细胞能被台盼蓝染上色,镜下可见深蓝色的细胞,活细胞不被染色,镜下呈无色透明状。另外,活力测定可以和细胞计数合起来进行,但要考虑到染液对原细胞悬液的加倍稀释作用。

3 MTT法测细胞相对数和相对活力

活细胞中的琥珀酸脱氢酶可使MTT分解产生蓝色结晶状甲赞颗粒积于细胞内和细胞周围。其量与细胞数呈正比,也与细胞活力呈正比。

(1) 细胞悬液以1 000 r/min离心10 min,弃上清液。

(2) 沉淀加入0.5~1 ml MTT,吹打成悬液。

(3) 37 ℃下保温2 h。

(4) 加入4~5 ml酸化异丙醇(定容)。打匀。

(5) 1 000 r/min离心,取上清液酶标仪或分光光度计570 nm比色,酸化异丙醇调零点。

【实验结果】

(1) 根据实验结果,画出生长曲线。

(2) 试述用MTT法测定细胞生长曲线的过程及注意事项。

【注意事项】

(1) 消化单层细胞时,务求细胞分散良好,制成单个细胞悬液,否则会影响细胞计数结果。

(2) 镜下计数时,偶见由两个以上细胞组成的细胞团,应按单个细胞计算,若细胞团占10%以上,说明分散不好,需重新制备细胞悬液。

(3) MTT法只能测定细胞相对数和相对活力,不能测定细胞绝对数。

【课后思考题】

(1) 细胞接种的密度与细胞生长曲线的测量结果之间有什么关系?

(2) 为什么细胞计数时,细胞悬液逸出槽外时要重做?

# 第五章　抗体药物的制备

## 实验 21　多克隆抗体的制备

**【实验目的】**

（1）学习抗原的制备及小鼠的腹腔或皮下注射免疫原理及方法。

（2）学习免疫动物的抽血、放血及血清分离。

（3）掌握制备多克隆抗体的实验技术。

**【实验原理】**

基因工程抗体是通过 PCR 技术获得抗体的基因或抗体的片段基因，与适当载体重组后引入不同表达系统所产生的抗体，是按人工设计重新组装的新型抗体分子。将抗原物质按一定的免疫程序注入健康动物机体后，将引起机体产生免疫应答，B 淋巴细胞分化增殖，形成浆细胞，分泌抗体。抗体主要存在于血清中，经多次免疫，使血清中的抗体量达到要求浓度，然后采集动物血液，再从血液中分离析出血清，从而获得免疫血清，或称抗血清。由于在免疫中所使用的抗原具有多种抗原决定簇，可分别激活具不同抗原识别受体的 B 淋巴细胞产生抗体，因此，由此获得的免疫血清是针对多个抗原决定簇所产生的抗体，即多克隆抗体。

**【实验材料】**

⬜ 实验器材

1 ml 注射器，离心机，小鼠固定盒，离心管。

⬜ 实验试剂

弗氏完全佐剂和弗氏不完全佐剂，纯化好的重组蛋白，PBS 溶液，4 周昆明小鼠。

**【实验步骤】**

（1）取纯化好的蛋白冻干样品 1 mg，加入 1 ml PBS 使其充分溶解，配制成 1 mg/ml 蛋白溶液，初次免疫抗原剂量按 100 $\mu$g/只。

（2）取 200 $\mu$l 抗原溶液加入 0.2 ml 弗氏完全佐剂 FCA（首次免疫）或弗氏不完全佐剂 FICA（追加免疫），在 EP 管中用 1 ml 注射器反复抽吸至形成油包水的乳剂或用头皮针胶管将两只注射器连通,反复推注射器至蛋白与佐剂形成油包水混合物。每只小鼠免疫剂量为 200 μl,一般皮下多点免疫为 50 μl/点,在背部脊椎两侧各选两点注射。

（3）取出小鼠固定于特制的小鼠固定盒中,露出鼠尾。用酒精棉球消毒鼠尾,用剪刀剪去尾尖,将流出的尾静脉血收集于洁净的 1.5 ml 离心管内,也可用手从小鼠尾根向尾尖部轻轻捋,取得数滴血,于离心机内短甩。将收集的血液于室温下 0.5 h 后经 4 ℃ 过夜使血清析出。取上清液,于 4 ℃ 下 3 000 r/min 离心 10～20 min,吸取上清液作为未免疫的小鼠阴性血清置于另一洁净的 1.5 mL 离心管中,－20 ℃ 保存待测。

（4）按每只 0.2 ml 的注射剂量进行免疫。第一次免疫后 2 周和 3 周各进行一次追加免疫。首次免疫重组蛋白抗原剂量 100 μg/只,追加免疫抗原使用量减半。第二次加强免疫后一周,眼眶采血,分离血清,用 ELISA 法检测抗体效价。当效价达到 1∶8 000 时停止免疫。

（5）具体免疫程序简述如下:

第 1 天,每只小鼠 100 μg 蛋白,200 μl 蛋白＋200 μl 弗氏完全佐剂完全乳化后,背部皮下多点少量注射共 200 μl;

第 14 天,每只小鼠 50 μg 蛋白,100 μl 蛋白＋100 μl PBS＋200 μl 弗氏不完全佐剂完全乳化后,同上免疫共 200 μl;

第 21 天,每只小鼠 50 μg 蛋白,100 μl 蛋白＋100 μl PBS＋200 μl 弗氏不完全佐剂完全乳化后,皮下注射免疫共 200 μl;

第 25 天,断尾取血,收集血清,ELISA 法初步检测抗体效价,根据效价高低,再考虑是否需要做进一步追加免疫;

第 28 天,每只小鼠 100 μg 蛋白,200 μl 蛋白＋200 μl 弗氏不完全佐剂完全乳化后中皮下注射加强免疫共 200 μl;

第 35 天,心脏取血(约 1.2 ml),得到大量血清。

备注:对于大多数动物品种,免疫全过程的最佳抗原量在每千克体重 1～10 mg 的范围内。如抗原不纯或为小分子肽时,可相应提高用量。

【实验结果】

收集血清后 ELISA 检测抗体效价。

【注意事项】

（1）抗原蛋白溶液必须与佐剂乳化完全后才进行皮下注射。

（2）为制备特异性高的抗血清,在抗原纯化中应尽量除去其中可能存在的杂蛋白,所采用的抗原的纯度越高越好。

（3）最后一步采取小鼠全血时,可采用断尾取血、心脏采血或摘眼球取血。

【课后思考题】

制备高效价、特异性的多克隆抗体,需要注意哪几个方面?

## 实验22 单克隆抗体制备过程中小鼠脾细胞悬液的制备

**【实验目的】**

（1）了解单克隆抗体制备的原理及技术。

（2）了解单克隆抗体技术及其应用。

（3）掌握小鼠脾细胞悬液制备的实验技术。

**【实验原理】**

由单一B细胞克隆产生的高度均一、仅针对某一特定抗原表位的抗体，称为单克隆抗体。通常采用杂交瘤抗体技术来制备。杂交瘤抗体技术是在细胞融合技术的基础上，将具有分泌特异性抗体能力的致敏B细胞和具有增殖能力的骨髓瘤细胞融合为B细胞杂交瘤。用具备这种特性的单个杂交瘤细胞培养成细胞群，可制备针对一种抗原表位的特异性抗体即单克隆抗体。

用目的抗原免疫小鼠，抗原通过血液循环或淋巴循环进入外周免疫器官，刺激相应B淋巴细胞克隆，使其活化、增殖，并分化成为致敏B淋巴细胞。免疫状态下小鼠脾细胞中的B淋巴细胞为免疫脾细胞。

**【实验材料】**

**1 实验器材**

离心机，细胞计数板，小鼠解剖板，200目的细胞筛网，50 ml离心管，无菌手术剪刀，无菌镊子，5 ml注射器，无菌平皿。

**2 实验试剂**

4～6周龄的Bal/c小鼠，RPMI-1640不完全培养基，台盼蓝细胞染色液，生理盐水。

**【实验步骤】**

（1）颈椎脱臼处死免疫过的小鼠，75%酒精溶液浸泡5 min，将小鼠置于解剖板上，左腹侧朝上。

（2）在小鼠左腹侧中部剪开小口，撕开皮肤，暴露腹壁，可见红色长条状脾脏。在脾脏下侧提起腹膜，剪开后上翻，暴露脾脏，用镊子提起脾脏，使用剪刀分离脾脏下面的结缔组织，取出脾脏，放入盛有15 ml生理盐水的培养皿中。

（3）取一个小平皿，放入细胞筛网，加入约1 ml RPMI-1640不完全培养基，将小块脾脏放入200目的细胞筛网上，用玻璃注射器芯或载玻片研磨，边磨边加入5 ml RPMI-1640不完全培养液冲洗，收集细胞悬液至无菌离心管中，1 500 r/min离心

5 min,弃掉上清液。

（4）继续加入 5 ml RPMI-1640 不完全培养液冲洗,收集细胞悬液至无菌离心管中,1 500 r/min 离心 5 min,弃掉上清液。

（5）向细胞沉淀中加入 1 ml RPMI-1640 不完全培养基混匀重悬细胞,取脾细胞悬液用台盼蓝计数。

**【实验结果】**

分离小鼠脾脏并制备脾细胞悬液,完成脾细胞的计数。一般一只小鼠可得$(0.5\sim 8)\times 10^8$个脾细胞。

**【注意事项】**

（1）脾脏去净筋膜,弃边缘,取其中间部分。

（2）研磨时不可用力过大,时间不可过长。

（3）全程保证无菌操作,所有器械、试剂均灭菌。

**【课后思考题】**

（1）可否取小鼠胸腺细胞提取 B 淋巴细胞?

（2）小鼠脾细胞悬液制备时还需注意哪些问题?

## 实验 23　单克隆抗体制备过程中小鼠巨噬细胞的分离

**【实验目的】**

（1）熟悉获取小鼠巨噬细胞的操作过程。

（2）掌握小鼠腹腔巨噬细胞的分离及培养技术。

**【实验原理】**

在体外的细胞培养中，单个的或数量很少的细胞不易生存与繁殖，必须加入其他活的细胞才能使其生长繁殖，加入的细胞称为饲养细胞。小鼠腹腔细胞含有巨噬细胞，除具有饲养作用外，还可清除死亡破碎细胞及微生物。当病原微生物或其他异物侵入机体时，由于巨噬细胞具有趋化性，便向异物处聚集，巨噬细胞可将之内吞入胞质，形成吞噬泡，然后在胞内与溶酶体融合，将异物消化分解，这在机体非特异性免疫中具有重要意义。静息的巨噬细胞吞噬功能低下，只有活化状态下的巨噬细胞才具有较强的吞噬能力。

巨噬细胞容易获得，便于培养，并可进行纯化。巨噬细胞属不繁殖细胞群，在条件适宜下可生活 2～3 周，多用做原代培养，难以长期生存。在单克隆抗体制备过程中，可在细胞融合前 2～3 天制备小鼠腹腔巨噬细胞。

**【实验材料】**

1 实验器材

超净工作台，解剖板，离心管，无菌剪刀，无菌镊子，5ml 注射器，棉球，细胞计数板，离心机，培养皿。

2 实验试剂

4～6 周龄的 Bal/c 小鼠，RPMI-1640 完全培养基，台盼蓝细胞染色液，胎牛血清，HAT 浓缩液（100×），75％酒精。

**【实验步骤】**

1 饲养细胞的制备

（1）颈椎脱臼处死小鼠，在 75％酒精中浸泡 5 min，移入超净台。

（2）仰卧位固定于解剖板上，碘酒消毒腹部皮肤，用手术直剪充分剪开腹部皮肤，暴露腹部肌层，再用酒精棉球消毒腹部肌层。

（3）无菌操作，用注射器抽取 5 ml 的 RPMI-1640 完全培养基注入腹腔，用棉球轻揉腹部 1～2 min，然后，用镊子稍提起腹腔，并用无菌剪刀剪开一个小口，用吸管吸取细胞悬液，移入离心管中。

（4）1 200 r/min 离心 5 min 后，用 5 ml 的 RPMI-1640 完全培养基洗涤一次，弃掉上清液。

（5）使用 HAT 培养基重悬细胞，使用台盼蓝染色计数，将细胞浓度稀释至 $1 \times 10^5$ 个/ml，接种到 96 孔板中，每孔 100 $\mu l$，放置 37 ℃ 的 $CO_2$ 培养箱孵育备用。

## 2 小鼠腹腔巨噬细胞吞噬功能的测定

（1）首先于小鼠腹腔注射芽孢杆菌菌悬液 1 ml，轻揉腹部，使芽孢杆菌在腹腔中分布均匀，利于吞噬。

（2）30 min 后，将小鼠脱臼处死，固定，打开腹腔暴露肠管，用滴管或注射器取出腹腔液，均匀涂布于载玻片上，瑞氏染色液染色，盖上盖玻片，高倍镜下进行观察，计数。

（3）计算吞噬百分率和吞噬指数。

吞噬百分率＝（100 个巨噬细胞中已经吞噬芽孢杆菌的巨噬细胞的数目/100 个巨噬细胞）×100％

吞噬指数＝（100 个已经吞噬芽孢杆菌的巨噬细胞中芽孢杆菌的数目/100 个已经吞噬芽孢杆菌的巨噬细胞）×100％

【实验结果】

观察吞噬细胞的生长状态。巨噬细胞刚贴壁时偏圆形，或者类似鹅卵石形状，然后慢慢伸出伪足，铺开呈三角形或多角形，细胞透亮，折光性好。

巨噬细胞有吞噬的特性，当与细菌混合在一起的时候，在 40 倍物镜下可以看到巨噬细胞吞噬细菌，因此，巨噬细胞作为饲养细胞可以清除部分污染的细菌、支原体和部分细胞碎片。正常值：吞噬百分率：62.77％＋1.38％；吞噬指数：1.058％＋0.049％。

【注意事项】

（1）巨噬细胞是终末分化细胞，不会增殖。

（2）很难消化下来，所以接种的时候，必须直接接种到目的培养器皿中。

（3）严格无菌操作，在超净台内进行。

（4）为避免交叉感染，每一只小鼠更换注射器。

（5）吸管吸取细胞悬液的时候，尽量不要吸到大小肠，否则容易引起成纤维细胞污染。

【课后思考题】

（1）除了小鼠的腹腔巨噬细胞可做饲养细胞，还有什么细胞也可以做饲养细胞？

（2）若分离到的巨噬细胞数目过少，该如何改进？

## 实验 24 单克隆抗体制备过程中的细胞融合与培养

**【实验目的】**

(1) 了解聚乙二醇(PEG)诱导细胞融合的原理。

(2) 掌握细胞融合的基本操作方法。

**【实验原理】**

单克隆抗体技术是基于动物细胞融合技术实现的。将准备好的同系骨髓瘤细胞与小鼠脾细胞按一定比例混合,并加入促融合剂聚乙二醇。在聚乙二醇作用下,淋巴细胞可与骨髓瘤细胞发生融合,形成杂交瘤细胞。杂交瘤细胞同时具备分泌特异性抗体和无限增殖的能力。

选择性培养的目的是筛选融合的杂交瘤细胞,一般采用 HAT 选择性培养基。在HAT 培养基中,未融合的骨髓瘤细胞因缺乏次黄嘌呤-鸟嘌呤-磷酸核糖转移酶,不能利用补救途径合成 DNA 而死亡。未融合的淋巴细胞虽具有次黄嘌呤-鸟嘌呤-磷酸核糖转移酶,但其本身不能在体外长期存活也逐渐死亡。只有融合的杂交瘤细胞由于从脾细胞获得了次黄嘌呤-鸟嘌呤-磷酸核糖转移酶,并具有骨髓瘤细胞能增殖的特性,因此能在 HAT 培养基中存活和增殖。

在 HAT 培养基中生长的杂交瘤细胞,只有少数是分泌预定单克隆抗体的细胞,因此,必须进行筛选和克隆化。通常采用有限稀释法进行杂交瘤细胞的克隆化培养。采用免疫学方法,筛选出能产生所需单克隆抗体的阳性杂交瘤细胞,并进行克隆扩增。经过鉴定其所分泌单克隆抗体的免疫球蛋白类型、亚类、特异性、亲和力、识别抗原的表位及其分子量后,及时进行冻存。

**【实验材料】**

1 实验器材

离心机,细胞计数板。

2 实验试剂

小鼠脾细胞,骨髓瘤细胞,RPMI-1640 不完全培养基,2.5%FCS-1640 培养基,胎牛血清,HAT 浓缩液(100×),75%酒精,PEG4000。

**【实验步骤】**

(1) 在 50 ml 沉淀管中混合 $10^8$ 个脾细胞和 $10^7$ 个小鼠骨髓瘤细胞,并加入 50 ml 2.5% FCS-1640 液。室温 1 500 r/min 离心 10 min,使细胞沉淀。

(2) 移去上清液,轻敲管底部,使沉淀分散,把离心管放于 40 ℃水浴中,使其达融合温度。

（3）加预热至 40 ℃的 50％ PEG4000 0.8 ml，用 1 ml 吸管缓慢滴加，边加边摇沉淀管，肉眼观察可见有颗粒出现，滴加过程要求持续 2 min。

（4）加 1 ml 的 RPMI-1640 不完全培养基，边加边摇动，持续 1 min。

（5）加 1 ml 的 RPMI-1640 不完全培养基，边加边摇动，持续 1 min。

（6）加 1 ml 的 RPMI-1640 不完全培养基，边加边摇动，持续 30 s。

（7）加 1 ml 的 RPMI-1640 不完全培养基，边加边摇动，持续 30 s。

（8）加入 15 ml 的 RPMI-1640 不完全培养基，将离心管从水浴锅里取出，以 1000 r/min 离心 5 min，弃掉上清液。

（9）轻敲管底部，使沉淀分散，加入 25 ml 的 HAT 培养基，混合均匀。

（10）将细胞悬液加入已经种有饲养细胞的 96 孔板中，每孔 0.1 ml，将培养板置于 37 ℃的 $CO_2$ 培养箱中培养观察。

（11）第 3、6、9、10 日换入含 HAT 的完全 1640 培养基。注意轻轻吸取上清液，勿将固定于孔底的细胞吸出，根据需要加入适量的饲养细胞。

（12）于第 12、15 日加入含有 HAT 的完全 1640 培养基。在每次换液前用倒置显微镜观察，10 天左右就可观察到杂交瘤细胞生长出来。大多数杂交瘤细胞在 10～20 天内出现，但也有在 1 个月左右才能出现的。杂交瘤细胞出现后，吸取上清液，检查抗体。

【实验结果】

观察杂交瘤细胞的生长状态。

【注意事项】

（1）融合试验最大的失败原因是污染，成功的关键是提供一个干净的环境，以及适宜的无菌操作技术。

（2）技术上的误差常常导致融合失败。例如，供者淋巴细胞没有查到免疫应答。

（3）融合后的前 10 天，更换培养基要极其小心，注意不可将生长起来的细胞弄散。

【课后思考题】

（1）除了使用聚乙二醇促融合，还可以使用什么方法？其原理分别是什么？

（2）细胞融合后会出现何种细胞死亡？为什么？

## 实验 25　单克隆抗体的制备过程(体内诱生法)

**【实验目的】**

学习和掌握体内诱生法制备单克隆抗体的实验技术。

**【实验原理】**

单克隆抗体的大量制备主要采用动物体内诱生法和体外培养法,其中前者的抗体浓度约为后者的 1 000 倍。

(1) 体内诱生法:取 Balb/c 小鼠,首先腹腔注射 0.5 ml 降植烷或液状石蜡进行预处理。1～2 周后,腹腔内接种杂交瘤细胞。杂交瘤细胞在小鼠腹腔内增殖,并产生和分泌单克隆抗体。1～2 周,可见小鼠腹部膨大。用注射器抽取腹水,即可获得单克隆抗体。

(2) 体外培养法:将杂交瘤细胞置于培养瓶中进行培养。在培养过程中,杂交瘤细胞产生并分泌单克隆抗体,收集培养上清液,离心去除细胞及其碎片,即可获得所需要的单克隆抗体。但这种方法产生的抗体量有限。近年来,新型培养技术和装置不断出现,提高了抗体的生产量。杂交瘤细胞融合后,要进行筛选后才能使用。杂交瘤细胞分为两次:一次是筛选出杂交瘤细胞;另一次是在初选的杂交瘤细胞中筛选出能产生特异性抗体的杂交瘤细胞,这两次筛选的方法和原理各不相同。

**【实验材料】**

1　实验器材

离心机,细胞计数板,注射针头,无菌离心管。

2　实验试剂

6～8 周龄的 Bal/c 小鼠,降植烷,生理盐水,PBS。

**【实验步骤】**

(1) 对每只小鼠腹腔注射 0.5 ml 的降植烷。

(2) 7～10 天后,将培养好的杂交瘤细胞吹打下来,1 000 r/min 离心 5 min,弃掉上清液,使用 PBS 重悬沉淀,轻轻混匀,将细胞浓度调整至 $(1.0～2.0)×10^6/ml$,每只小鼠腹腔注射 0.5 ml,使杂交瘤细胞在小鼠腹腔内增殖,产生和分泌单克隆抗体。

(3) 7～14 天,可见小鼠腹部明显肿大,可抽取腹水。使用注射针头抽取腹水至离心管中,之后 3 000 r/min 离心 10 min,收集上清液,于 −80 ℃ 冰箱保存。每只小鼠可获得 5～10 ml 腹水,且间隔 3 天后,小鼠又可产生腹水,可重复收集约 3 次。

**【实验结果】**

收集含有大量单克隆抗体的小鼠腹水。

**【注意事项】**

（1）若腹腔注射杂交瘤细胞的 7 天内，小鼠腹部明显肿大或变黑，立即抽取腹水，避免小鼠死亡。

（2）当小鼠健康状况不佳或不再产生腹水时，可处死小鼠。

（3）为了保持抗体效价，可将腹水分装保存，避免反复冻融。

**【课后思考题】**

（1）降植烷的作用是什么？

（2）动物体内诱生法制备单克隆抗体的优点是什么？

# 实验 26　间接 ELISA 法测定抗体效价

**【实验目的】**

（1）掌握酶联免疫吸附实验（ELISA）的原理、操作方法、判定方法及临床意义。

（2）熟悉酶标仪的实验。

**【实验原理】**

酶联免疫吸附技术（Enzyme Linked Immunosorbent Assay，ELISA）是一种利用抗原抗体间结合的特异性，使用酶标记抗原或抗体，在固相载体上进行抗原或抗体的测定的技术。抗体或者抗原能物理性地吸附于固相载体表面，并保持其免疫学活性，抗原或抗体通过共价键与酶连接形成酶结合物，该种酶结合物仍能保持其免疫学和酶活性。酶结合物与相应抗原或者抗体结合后，并放大酶标记物对抗原抗体的反应，之后酶分解底物而出现颜色反应，可根据加入底物的颜色反应来判定有无相应的免疫反应，而且颜色反应的深浅与标本中相应抗体或抗原的量呈正比，可根据底物显色的程度显示实验结果。本技术具有敏感性高、特异性强及易于检测的特点。酶联免疫吸附技术基本有三类：间接法、双抗体夹心法和抗原竞争法。

1 间接法

此法适用酶标记的抗体检测抗体。先将已知抗原包被在固相载体上，加入待测血清，如有相应抗体存在，则与抗原形成抗原-抗体复合物，洗涤后加酶标记抗体，加底物显色，用酶标仪检测抗体含量。本实验采用间接法测定血清抗体的效价。

2 双抗体夹心法

此法是酶标记的特异性抗体检测抗原。先将特异性抗体吸附在固相载体上，然后加待检测抗原，若样品中有相应抗原，则与抗体在载体表面形成抗原-抗体复合物，加入酶标记的特异性抗体，加入酶的底物显色，加入酸或碱终止酶促反应，用酶标仪测定抗原含量。

3 抗原竞争法

此法是用酶标记的抗原检测抗原。先将特异性抗体分别吸附在两份相同的载体 A 和 B 上，然后在 A 中加入酶标抗原和待测抗原，B 中只加入与 A 等量的酶标抗原，加入底物显色。待测液中未知抗原量越多，则酶标抗原被结合的量就越少，显色后颜色也就越浅，据此便可测出未知抗原的量。

**【实验材料】**

1 实验器材

普通显微量加样器,移液管,37 ℃培养箱,酶标仪。

2 实验试剂

(1) 包被缓冲液(0.05 mol/L 碳酸盐缓冲液):1.59 g $Na_2CO_3$,2.93 g $NaHCO_3$,去离子水定容至 1000 ml,pH 9.6,4 ℃保存。

(2) 洗涤缓冲液(PBST):PBS,0.05% Tween-20($V/V$)。(1000 ml PBS 加 0.5 ml Tween-20)

(3) 封闭液:PBS-T,2% BSA($W/V$)。(现用现配)

(4) 终止液(2 mol/L $H_2SO_4$):向 600 ml 去离子水中缓慢加入 100 ml 浓硫酸,去离子水定容至 900 ml,室温保存。注:浓硫酸逐滴加入水中,不断搅拌,防止局部过热。4 ℃保存。

(5) 聚苯乙烯酶标板,量筒,密封纸或膜,吸水纸或干净毛巾。

**【实验步骤】**

(1) 将抗原溶于包被稀释液中,浓度为 10 μg/mL,96 孔酶标板每孔加入 100 μl 包被抗原,4 ℃包被过夜。

(2) 弃去包被液,每孔加入 100 μl 2% BSA-PBS 封闭液,37 ℃封闭 2 h。

(3) 弃去封闭液,加入样品稀释液稀释的血清样本 50 μl(1∶50 开始倍比稀释),37 ℃孵育 1.5 h。

(4) 弃去血清,PBST 洗涤 4 次。洗涤后,每孔加入 HRP 标记的羊抗鼠 IgG(1∶5 000),每孔 50 μl,37 ℃孵育 1 h。

(5) 弃去二抗,洗涤 5 次。洗涤后,每孔加入 50 μl TMB 底物显色液,室温避光反应 20 min 后,加入 50 μl 2 M $H_2SO_4$ 终止液终止反应。

以 PBS 孔作空白对照,用酶标仪在 450 nm 波长下测定每孔的光密度值。结果以检测样品 OD 值(S)/阴性对照 OD 值(C)>2.1 的血清稀释度作为抗血清阳性的抗体效价。

**【实验结果】**

酶标仪读取 ELISA 板上各孔吸光度,判断抗体是否达到效价。

**【注意事项】**

(1) 底物溶液为致癌物,操作需谨慎小心,切勿接触。

(2) 由于反应板可能存在边缘效应,因此,测定或包被时,每种样品至少要有一个重复孔,这样才能保证数据的准确性。

（3）吸取不同的液体后,要更换吸头。

（4）用移液器慢慢吸取液体,避免产生气泡而使吸取量不准确。

（5）液体全部加完后,可将酶标板在桌上平行轻轻晃动 30 s,混匀液体。

（6）温育时,用胶带或一干净盖板封好酶标板,防止水分蒸发。

（7）实验时,底物要避光保存。

**【课后思考题】**

（1）分析影响 ELISA 实验的影响因素。

（2）倘若测定的抗体效价很低,其原因可能是什么?

# 第六章 设计性实验

设计性实验是指给定实验目的、要求和实验条件，由学生在教师的指导下查阅资料、设计实验方案、完成实验，并撰写相应设计性实验论文报告，使学生得到科学研究的初步训练。作为新的实验教学手段，设计性实验在学生独立运用知识、创新精神和实践能力培养方面起着重要的作用。

传统的基因工程实验教学以验证性、演示性和示范性实验为主，培养学生创新能力的探索性、设计性的实验较少。而设计性实验是一种开放性实验，其过程与科学研究过程是基本一致的。通过设计性实验，可使学生初步掌握生物医学研究的基本程序和方法，进一步激发学生探索未知世界的兴趣。锻炼学生理论联系实际的能力，培养学生独立解决实际问题的能力、创新能力、组织管理能力和科研能力。

## 一、设计性实验的选题、设计与实施

选题是科研的第一步，也是科研工作中战略性的决策。选题充分体现了研究者的科学思维、学术水平、实验能力及其预期目的。选题是贯穿科研全过程的主线，各环节工作都是围绕这条主线运行。所以选题是科研的成败与成果大小的决定因素。

### （一）选题的原则

#### 1 实用性原则

实用性是指选题具有明确的理论意义和实践意义。选题的方向必须从社会发展的需要出发，尽量选择在医药卫生领域具有重要意义和迫切需要解决的关键问题。选题时，应结合个人科学研究背景、专长、工作基础与单位条件。

#### 2 创新性原则

创新是科研的生命线。缺乏创新性就会失去科研立题的前提。创新性是科研的灵魂。衡量课题的先进性，主要考核它的创新性如何。选题的创新性来源于以下几点：① 所选的课题是前人或他人尚未涉足的；② 以往虽有人对某一课题做过研究，但现在提出新问题、新实验依据及新的理论,促使该课题有新的发展、补充或修改。由此可见,充分地复习有关专业文献,及时掌握国内外发展动态,这对保证选题的创新性是十分重要的。

### ③ 科学性原则

选题的科学性是指选题的依据与设计理论是科学的。以事实为依据,从实际出发,实事求是;选题不能与已确认的基本科学规律和理论相矛盾;能充分反映出研究者思路的清晰度与深刻度。选题应尽可能具体明确,选题的成功主要取决于设计的科学性,其中包括专业设计和统计设计。在专业设计时,被试因素、受试对象与效应指标的选择,应尽量做到技术路线清晰,设计科学严谨,研究方案具体,实验步骤合理,实验方法和设备先进。在统计设计时,应当正确选用实验设计或调查设计类型。

### ④ 可行性原则

可行性指具备完成和实施课题的条件。为达到科研选题的可行性,必须做到:与申请课题有关的研究工作已有一定的前期工作积累;具备完成课题的客观条件,如研究手段、动物供应、临床病例、研究时间、协作条件等。

## (二) 实验设计

实验设计是对选题制定具体的研究计划和方案,形成文字材料,与一般的实验报告有所不同,要求按照正式科研申请标书的格式内容撰写。

### ① 题目

题目是对课题内容的高度概括,题目要求具体、简明、确切,既引人关注,又一目了然。与研究内容对应,应具有一定的新意和吸引力,起"画龙点睛"作用,应"就事论事",不要夸张或扩大。

### ② 摘要

简明扼要地概括本项目的立题依据、研究内容和科学意义,充分反映本项目的创新点,如"……是……领域的……问题,用……方法(手段)进行……研究,探索/证明……问题,对阐明……机制/揭示……规律有重要意义,为……奠定基础/提供……思路。"

### ③ 研究背景与立题依据

简单介绍与选题有关的国内外研究现状与存在的问题,提出课题拟解决的问题、研究目的及意义,要突出本研究拟解决的关键问题和本研究的特色和意义。

### ④ 研究目标与研究内容

明确自己的研究目标,要与研究内容和题目相呼应,如"探索……问题,明确……

关系,揭示……规律,阐明……原理,建立……方法"等。研究内容要适当,确保研究周期内完成;与目标相辅相成,为研究目标服务。

### 5 研究方案与技术路线

研究方案是指制定具体的方案,包括实验对象、实验分组、重要的研究环节和主要观察指标,以及统计学处理方法。技术路线即总的实验设计,要能反映研究思路和研究过程,可用图示。研究方法是以研究项目的需求为前提,尽量采用简便、可行的方法和手段,将其操作步骤和关键环节体现在技术路线中。成熟的方法简要介绍,新方法要详细介绍其原理。

### 6 进度安排与预期结果

按照计划可能完成的实验内容和预期结果,制订出研究进度计划。

### 7 可行性分析

主要是对采用的技术路线和方法是否在研究中切实可行作出足够的说明。

### 8 参考文献

参考文献最好多引用近三到五年的文献,个别经典文献可以不用考虑年代的限制。注意参考国内相关专业知名专家的论著,且要仔细校对,不能有误。

以上是主要的实验设计步骤,各种课题涉及的方法技术、关键问题各不相同,只有通过自己设计实验,在教师指导下才能逐渐体会。学生可以在教师的指导下先查阅文献,撰写文献综述,再在以上的背景知识基础上完成实验设计。

## (三)设计性实验的组织实施

### 1 布置设计性实验

设计性实验需要在教师的精心组织下进行。首先由教师在学生完成了基因工程学基础知识之后,以专题讲座的形式介绍设计实验设计的目的和意义,讲解如何选题、如何查阅文献、实验设计的内容和步骤、注意事项、实验设计书的书写格式及如何进行答辩。教师在布置设计性实验任务时,要向学生介绍本实验室和本校现有条件,包括设备、仪器、试剂、药品、动物等。可以由指导教师出题目、给方案、给实验目的、要求和实验条件,由学生自己拟定步骤,自己选定仪器设备,自己绘制图表等。更进一步的设计性实验则是在教师出题后,全部由学生自己组织实验,甚至可以让学生自己选题、自己设计,以最大限度发挥学生学习的主动性。

### 2 学生查阅文献,设计课题

学生可根据教师的安排和要求,由四到五名学生组成一个实验小组,利用两到三周时间查阅文献,确定选题。为便于组织和实施,学生可根据教师所指定的选题范围和提供的实验条件进行灵活选题,设计实验方案,制作开题报告。

### 3 开题报告

学生在完成课题实验方案的设计后,按照指定时间提交实验设计计划书给老师,然后做好开题报告的准备:电子幻灯片的制作、确定主要发言人、答辩者、记录者等,让组内每个成员都有锻炼的机会。辅导教师则通过认真阅读学生提交的实验设计方案,提出疑问、建议和修改意见。

开题报告安排 3~4 学时。每个课题组向全班同学作开题报告,包括设计性实验的题目、立题依据、实验目的和意义、实验内容、技术路线和方法、实验仪器、试剂和动物、预期结果、创新性和可行性及可能存在的问题和解决办法,时间为 15~20 min。在此过程中,学生要畅所欲言,展开讨论,敢于提出自己的见解和疑问。最后,由辅导教师汇总大家的意见,对每个课题设计方案进行点评,提出修改意见。课题组根据同学和老师的意见,进一步修改和完善设计方案,并上报给辅导教师。

### 4 指导学生进行实验

(1) 实验准备工作:包括前期的知识储备、文献储备、试剂材料准备、方法准备等。有可能的话,对于课题实验中的关键性技术进行预实验,以确定实验条件和预期结果。

(2) 合理安排实验内容和进度:学生在教师的指导下完成实验内容。实验过程中要继续学习文献,引导学生边做边思考,要学会比较,不要盲从。

(3) 实验记录:真实详尽,并注意保存好原始数据。

## (四) 实验论文的撰写

设计性实验论文的撰写与一般的实验报告有所不同,要求按照正式论文格式撰写。

### 1 题目

题目是对论文内容的高度概括,要求具体、简明、确切、醒目,反映研究课题的主要特点。题目的过程一般包含研究对象、处理因素、实验效应、变化特点等,字数最好控制在 25 字以内。

### 2 作者和班级

按照贡献大小进行排名,并注明具体分工和指导教师姓名。

### 3 摘要和关键词

摘要是对论文主要内容和观点的简要介绍,包括目的、方法、结果和结论四部分,字数以 300 字以内为宜。

关键词又称主题词或检索词,一篇论文一般选用五个关键词,能反映论文主要内容及特点。其作用主要是供索引工作者进行编辑，为方便读者利用各种检索工具检索感兴趣的论著。

### 4 引言

引言是论文正文的开场白，有两个重要作用，一是引起读者对本文的兴趣；二是为读者提供理解本论文所需的背景资料。简要介绍论文相关领域的研究概况、立项依据、研究思路、研究意义。

### 5 材料和方法

包括实验对象、实验材料、实验分组、实验模型、实验流程及方法、数据处理等内容，是论文的基础，也是判断论文的科学性、先进性的主要依据，该部分要尽量详细，能让别人重复你所用的方法。

### 6 结果

是论文的核心内容，提供所采用各种方法相应的实验结果。结果分为文字描述和图表呈现两个方面。每个结果用一个小标题概括，图表需要有适当的注释说明。写结果一定要用实事求是的科学态度，客观反映研究结果。

### 7 讨论

是对研究结果的科学解释和评价，是把实验结果上升到理论高度，也是论文中最难写的部分。讨论部分应包括对实验结果的理论解释，如所得实验结果的内在联系、规律和意义；解释意外的发现和价值；指出创新点以及与他人结果的不同之处；实事求是地对本实验中的缺点、疑点和局限性等加以分析和解释；提出有待解决的问题和今后的研究方向等。

### 8 参考文献

列出论文设计实施与总结过程中曾经参考的主要文献，既反映作者的研究设计有科学依据，又显示作者严谨的科研素养。

专著类文献格式：编译者. 书名. 版次. 出版地：出版者，出版年份. 起讫页码。

刊物类文献格式：作者. 文题. 刊物名称，年份，卷或年（期）：文章的起讫页码。

## 二、参考范例

### WTH3 多克隆抗体的制备及其鉴定

**【研究背景】**

肿瘤的多药耐药性已经成为当今肿瘤治疗失败的主要原因，是肿瘤化疗最主要的障碍。细胞耐药机制因其所用的药物种类以及肿瘤类型的不同而有所差异。不同类型的肿瘤对同种药物的耐药机制不同,并且同种肿瘤对同种药物也有多种耐药机制。DNA 甲基化是一种重要的遗传修饰机制,其与肿瘤的发生发展及肿瘤治疗等方面有紧密的相关性,是常见的抑癌基因失活机制。在研究 DNA 甲基化与肿瘤多药耐药性之间的关系时发现抗耐药基因 WTH3 的甲基化水平在耐药细胞株与非耐药细胞株之间显著不同。对 WTH3 基因进行进一步研究发现该基因是由 254 个氨基酸组成的 G 蛋白。由于 WTH3 的—COOH 末端的半胱氨酸翻译后缺少修饰,所以不能结合到细胞膜上,而大部分分布于细胞质中,少部分在细胞核内。相关资料表明,WTH3 参与细胞的多药耐药具有普遍性。为了进一步研究 WTH3 的生物学功能,我们急需制备出 WTH3 蛋白的特异性抗体。目前市场上还没有作用较好的商品化抗人 WTH3 的抗体,因此我们着手制备了 WTH3 的抗体,为进一步的研究奠定基础。

【研究目标】

(1)通过本次设计性实验,掌握多克隆抗体的制备。

(2)通过本次设计性实验,进一步了解和掌握科学研究的基本思路和基本过程,并通过实施,提高对科研的认识和兴趣,熟练掌握基因工程实验常用技术和仪器设备的使用。

【实验材料】

(1)细胞系:人卵巢癌耐药细胞株 SKOV3-DDP。

(2)实验动物:昆明小鼠 5～6 周,雌性。

(3)主要仪器及设备:台式高速离心机,台式低温离心机,96 孔酶标板,酶标仪,无菌注射器(5 ml 和 10 ml),$CO_2$ 恒温培养箱,紫外超净工作台,倒置显微镜,台式离心机,紫外分光光度仪,PCR 仪,电泳凝胶成像分析系统,水平电泳槽,电泳仪,转膜仪,倒置荧光显微镜。

(4)主要试剂:QIAGEN OneStep RT-PCR Kit,CpGenomeTMDNA 修饰试剂盒,PCI(酚∶氯仿∶异戊醇＝25∶4∶1),QIAGEN PCR Kit,Trizol,RT-PCR kit,琼脂糖,Taq DNA 聚合酶,辣根酶标记山羊抗兔 IgG,FITC 标记山羊抗兔 IgG。

【实验方法、内容和技术路线】

本实验首先在 NCBI 中查询 WTH3 序列,使用 Primer Premier 5.0 软件设计引物,使用 PCR 技术扩增 WTH3 基因,并载入表达载体,制备重组 WTH3 抗原,与佐剂混合后免疫小鼠,达到免疫效价后,提取免疫后血清纯化后得到多克隆抗体,并进行 ELISA,Western-Blotting 免疫印迹实验、细胞免疫荧光实验对该抗体进行鉴定。

**【预期结果分析】**

（1）利用抗原免疫动物后，得到了效价较高的抗体。

（2）所制备的抗体可以识别组织中 WTH3 蛋白。

**【可行性分析】**

对 WTH3 研究的相关资料表明，无论在何种类型的肿瘤细胞中，WTH3 均参与了多药耐药的发生。本实验设计方案合理，体内和体外实验兼有，技术方法和路线可行，具有可操作性，实验所需药品、试剂及动物均较易获得，具备开展实验的条件。

# 附录 1　常用试剂和培养基的配制

（1）0.25%胰蛋白酶：胰蛋白酶 0.25 g，0.01 M PBS 100 ml，过滤除菌。

（2）细胞内用 PBS：NaCl 8 g，KCl 0.2 g，$Na_2HPO_4 \cdot 12H_2O$ 2.2 g，$KH_2PO_4$ 0.24 g，$ddH_2O$ 定容至 1 L，高压灭菌，4 ℃保存。

（3）蛋白酶 K 20 mg/ml：蛋白酶 10 mg，$ddH_2O$ 500 $\mu l$，−20 ℃保存。

（4）EDTA：EDTA-Na $\cdot$ $2H_2O$ 9.305 g，$ddH_2O$ 200 ml，$ddH_2O$ 定容至 250 ml，高压后常温保存。

（5）50×TAE：Tris-base 24.2 g，EDTA-Na $\cdot$ $2H_2O$ 3.72 g，冰醋酸 5.71 ml，$ddH_2O$ 定容至 1 L，常温保存。

（6）10% SDS：SDS 5 g，$ddH_2O$ 50 ml，常温保存。

（7）Tris-HCl 10 mmol/L：Tris-Base 3.027 5 g，$ddH_2O$ 200 ml，$ddH_2O$ 定容 250 ml，HCl 调节至 pH7.8，高压灭菌，常温保存。

（8）饱和硫酸铵：硫酸铵粉末 100 g，$ddH_2O$ 10 ml，常温保存。

（9）碳酸盐包被缓冲液：$Na_2CO_3$ 1.59 g，$NaHCO_3$ 2.93 g，$ddH_2O$ 定容至 1 L，调 pH 至 9.6。

（10）洗涤液 PBST：0.01 M PBS 50 $\mu l$，0.1%Tween2.0 500 $\mu l$，调节 pH 至 7.4，4 ℃保存。

（11）封闭液：牛血清蛋白（BSA）100 $\mu l$，$ddH_2O$ 300 $\mu l$，4 ℃保存。

（12）底物缓冲液：0.2 M $Na_2HPO_4$ 25.75 ml，0.1 M Citric Acid2 4.25 ml，30%$H_2O_2$ 100 $\mu l$，调 pH 至 5.0，避光配制，现配现用。

（13）显色液：邻苯二胺（OPD）1 mg/ml，底物缓冲液溶解 OPD，避光配制，现配现用。

（14）终止液：浓 $H_2SO_4$ 22 ml，$ddH_2O$ 178 ml，常温保存。

（15）30%聚丙烯酰胺：丙烯酰胺 145 g，Bis-甲叉双丙烯酰胺 5 g，$ddH_2O$ 定容至 500 ml，盖住烧杯，加热，搅拌至透明，滤纸过滤，4 ℃避光保存。

（16）10% SDS：SDS 10 g，$ddH_2O$ 定容至 100 ml，常温保存。

（17）1.5 M Tris.Cl：Tris-base 90.85 g，$ddH_2O$ 定容至 400 ml，HCl 调 pH 至

8.8,4 ℃保存。

(18) 1.0 M Tris. Cl：Tris 30.25 g，ddH$_2$O 定容至 150 ml，HCl 调 pH 至 6.8，4 ℃保存。

(19) 10% APS：过硫酸铵 1 g，ddH$_2$O 定容至 10 ml，4 ℃避光保存。

(20) Tris-Glycine(Running Buffer)：Tris 15.1 g，Glycine 94 g，10%SDS 50 ml，ddH$_2$O 800 ml，ddH$_2$O 定容至 1 000 ml，搅拌溶解，4 ℃保存。

(21) 10×Transferring Buffer：Tris 30.26 g，Glycine 144.1 g，ddH$_2$O 定容至 1 000 ml。

(22) 1×Transferring Buffer：10×Tris-Glycine 100 ml，Methanol 200 ml，ddH$_2$O 定容至 1 000 ml，4 ℃保存。

(23) TBS(washing Buffer)：Tris 48.4 g，NaCl 160 g，ddH$_2$O 定容至 1000 ml 搅拌溶解，4 ℃保存。

(24) 10×PBS(500 ml)：NaCl 40 g，KCl 1 g，Na$_2$HPO$_4$ 7.2 g，KH$_2$PO$_4$ 1.2 g，ddH$_2$O 定容至 500 ml，HCl 调节 pH 至 7.2，4 ℃保存。

(25) 1 M Tris. HCl：Tris 30.29 g，ddH$_2$O 定容至 250 ml，HCl 调 pH 至 7.5，4 ℃保存。

(26) 抗体储存液：1 M Tris. Cl(pH7.5) 10 ml，10 mg/ml BSA 20 ml，5 M NaN$_3$ 100 $\mu$l，ddH$_2$O 20 ml，甘油 50 ml，现配现用。

(27) PMSF(100 mmol/l)：PMSF 174 mg，异丙醇 10 ml，避光，−80 ℃保存。

(28) 蛋白裂解液：RIPA 1 ml，β-巯基乙醇 10 $\mu$l，PMSF 10 $\mu$l，现配现用，4 ℃保存。

(29) 0.25%胰酶-EDTA：胰酶粉末 0.25 g，EDTA 0.02 g，预冷 1×PBS 定容至 100 ml，调 pH 至 7.2~7.4，4 ℃过夜溶解，过滤分装。

(30) 5×SDS Loading Buffer：Tris. Cl(pH 6.8)0.6 ml，甘油 2.5 ml，10% SDS 2.0 ml，β-巯基乙醇 0.5 ml，溴酚蓝 0.01 g，ddH$_2$O 4.4 ml，−20 ℃保存。

(31) 考马斯亮蓝：考马斯 R250 1 g，甲醇 400 ml，搅拌溶解后，加入乙酸 70 ml，ddH$_2$O 定容至 1 000 ml，常温保存。

# 附录 2　常用实验仪器的使用与保养

基因工程操作中会涉及一系列仪器,若使用不当会导致实验失败,减少仪器使用寿命或损坏仪器。因此,在进行操作前细致地了解各种仪器的使用方法及注意事项,是使后继实验事半功倍的一个必要准备。

## 一、冷冻离心机

低温分离技术是分子生物学研究中必不可少的手段。基因片段的分离、酶蛋白的沉淀和回收以及其他生物样品的分离制备实验中,都离不开低温离心技术,因此低温冷冻离心机已成为分子生物学研究中必需的重要工具。

1 使用方法

(1)离心机应放置在水平坚固的地板或平台上,并力求使机器处于水平位置以免离心时造成机器震动。

(2)打开电源开关,按要求装上所需的转头,将预先以托盘天平平衡好的样品放置于转头样品架上(离心筒须与样品同时平衡),关闭机盖。

(3)按功能选择键,设置各项要求,如温度、速度、时间、加速度及减速度,带电脑控制的机器还需按储存键,以便记忆输入的各项信息。

(4)按启动键,离心机将执行上述参数进行运作,到预定时间自动关机。

(5)待离心机完全停止转动后打开机盖,取出离心样品,用柔软干净的布擦净转头和机腔内壁,待离心机腔内温度与室温平衡后方可盖上机盖。

2 注意事项

(1)机体应始终处于水平位置,外接电源系统的电压要匹配,并要求有良好的接地线。

(2)开机前应检查转头安装是否牢固,机腔有无异物掉入。

(3)样品应预先平衡,使用离心筒离心时离心筒与样品应同时平衡。

(4)挥发性或腐蚀性液体离心时,应使用带盖的离心管,并确保液体不外漏,以免腐蚀机腔或造成事故。

(5) 擦拭离心机腔时动作要轻,以免损坏机腔内温度感应器。

(6) 每次操作完毕应做好使用情况记录,并定期对机器各项性能进行检修。

(7) 离心过程中若发现异常现象,应立即关闭电源,报请有关技术人员检修。

附:相对离心力与每分钟转速的换算

离心机的转速,在以前实验资料中一般以每分钟多少转来表示。由于离心力不仅为转速函数,亦为离心半径的函数,即转速相同时,离心半径越长,产生的离心力越大。因此仅以转速表达离心力是不够科学的,近年来主张用相对离心力(RCF)来表示比较合理。现在国际资料中,已改用相对离心力来表示。

# 二、PCR 扩增仪

目前各公司提供的 PCR 扩增仪操作方法各有不同,按其操作说明进行操作。

值得提出的是,在使用一定时期后,样品孔的实际温度与仪器显示温度有时会有较大差异,应当请厂商的技术支持人员校对仪器的各项性能。

# 三、分光光度计

不同物质对不同波长入射光的吸收程度各不相同,从而形成特征性的吸收光谱。分光光度法不仅适应于可见光区,同时还可扩展至紫外光区及红外光区,因此给科研实验带来了极大方便。下面重点介绍分光光度计的使用及注意事项。

1 使用规则

(1) 接通稳压器电源,待稳压器输出电压稳定至 200 V 后打开光度计电源,仪器自动进入初始化。

(2) 初始化约需时 10 min,内容包括:① 寻找零级光;② 建立基线;③ 最后当显示器指示×nm 时,表明仪器完成初始化程序,可进入检测状态。

(3) 按要求输入各项参数,选择相应比色杯(玻璃或石英),将空白管、标准管及待测管依次放入比色皿架内,关上比色池盖。

(4) 以空白管自动调零。

(5) 试样槽依次移至样品位置,待数据显示稳定后按"START/STOP"键,打印机自动打印所测数据,重复上述步骤,直到所有样品检测完毕。

(6) 检测结束后应及时取出比色杯,并清洗干净放回原处,同时关上仪器电源开关及稳压器电源开关,做好使用情况登记。

### 2　注意事项

(1)仪器初次使用或使用较长时间(一般为一年),需检查波长准确度,以确保检测结果的可靠性。

(2)由于长途运输或室内搬运可能造成光源位置偏移,导致亮电流漂移增大。此时对光源位置进行调整,直至达到有关技术指标为止。若经调整校正后波长准确度、暗电源漂移及亮电流漂移三项关键指标仍未符合要求,则应停止使用,并及时通知有关技术人员检修。

(3)每次检测结束后应检查比色池内有否溶液溢出,若有溢出应随时用滤纸吸干,以免引起测量误差或影响仪器使用寿命。

(4)仪器每次使用完毕,应于灯室内放置数袋硅胶(或其他干燥剂),以免反射镜受潮霉变或沾污而影响仪器使用,同时盖好防尘罩。

(5)仪器室应通常保持洁净干燥,室温以 5~35 ℃为宜,相对湿度不得超过 85%。有条件者应于室内配备空调机及除湿机,以确保仪器性能稳定。

(6)仪器室不得存放酸、碱、挥发性或腐蚀性等物质,以免损坏仪器。

(7)仪器长时间不用时,应定时通电预热,每周 1 次,每次 30 min,以保证仪器处于良好使用状态。

## 四、电泳仪

电泳技术是分子生物学研究不可缺少的重要分析手段。电泳一般分为自由界面电泳和区带电泳两大类。自由界面电泳不需支持物,如等电聚焦电泳、等速电泳、密度梯度电泳及显微电泳等,这类电泳目前已很少使用。而区带电泳则需用各种类型的物质作为支持物,常用的支持物有滤纸、醋酸纤维薄膜、非凝胶性支持物、凝胶性支持物及硅胶-G 薄层等,分子生物学领域中最常用的是琼脂糖凝胶电泳。所谓电泳,是指带电粒子在电场中的运动,不同物质由于所带电荷及分子量的不同,因此在电场中运动速度不同。根据这一特征,应用电泳法便可以对不同物质进行定性或定量分析,或将一定混合物进行组分分析或单个组分提取制备,这在临床检验或实验研究中具有极其重要的意义。电泳仪正是基于上述原理设计制造的。

### 1　使用方法

(1)首先用导线将电泳槽的两个电极与电泳仪的直流输出端连接,注意极性不要接反。

（2）电泳仪电源开关调至关的位置，电压旋钮转到最小，根据工作需要选择稳压稳流方式及电压电流范围。

（3）接通电源，缓缓旋转电压调节钮直到达到所需的电压为止，设定电泳终止时间，此时电泳即开始进行。

（4）工作完毕后，应将各旋钮、开关旋至零位或关闭状态，并拔出电泳插头。

2 注意事项

（1）电泳仪通电进入工作状态后，禁止人体接触电极、电泳物及其他可能带电部分，也不能到电泳槽内取放东西，如需要应先断电，以免触电。同时要求仪器必须有良好接地端，以防漏电。

（2）仪器通电后，不要临时增加或拔除输出导线插头，以防短路现象发生，虽然仪器内部附设有保险丝，但短路现象仍有可能导致仪器损坏。

（3）由于不同介质支持物的电阻值不同，电泳时所通过的电流量也不同，其泳动速度及泳至终点所需时间也不同，故不同介质支持物的电泳不要同时在同一电泳仪上进行。

（4）在总电流不超过仪器额定电流时（最大电流范围），可以多槽关联使用，但要注意不能超载，否则容易影响仪器寿命。

（5）某些特殊情况下需检查仪器电泳输入情况时，允许在稳压状态下空载开机，但在稳流状态下必须先接好负载再开机，否则电压表指针将大幅度跳动，容易造成不必要的人为机器损坏。

（6）使用过程中发现异常现象，如较大噪音、放电或异常气味，须立即切断电源，进行检修，以免发生意外事故。

# 五、分析天平

分析天平是定量分析工作中不可缺少的重要仪器，充分了解仪器性能及熟练掌握其使用方法，是获得可靠分析结果的保证。分析天平的种类很多，有普通分析天平、半自动/全自动加码电光投影阻尼分析天平及电子分析天平等。下面就电子分析天平的使用方法及注意事项作一介绍。

1 操作方法

（1）检查并调整天平至水平位置。

（2）事先检查电源电压是否匹配（必要时配置稳压器），按仪器要求通电预热至所需时间。

（3）预热足够时间后打开天平开关，天平则自动进行灵敏度及零点调节。待稳定标志显示后，可进行正式称量。

（4）称量时将洁净称量瓶或称量纸置于秤盘上，关上侧门，轻按一下去皮键，天平将自动校对零点，然后逐渐加入待称物质，直到所需重量为止。

（5）被称物质的重量是显示屏左下角出现"→"标志时，显示屏所显示的实际数值。

（6）称量结束应及时除去称量瓶（纸），关上侧门，切断电源，并做好使用情况登记。

### 2 注意事项

（1）天平应放置在牢固平稳水泥台或木台上，室内要求清洁、干燥及较恒定的温度，同时应避免光线直接照射到天平上。

（2）称量时应从侧门取放物质，读数时应关闭箱门以免空气流动引起天平摆动。前门仅在检修或清除残留物质时使用。

（3）电子分析天平若长时间不使用，则应定时通电预热，每周一次，每次预热2 h，以确保仪器始终处于良好使用状态。

（4）天平箱内应放置吸潮剂（如硅胶），当吸潮剂吸水变色，应立即高温烘烤更换，以确保吸湿性能。

（5）挥发性、腐蚀性、强酸强碱类物质应盛于带盖称量瓶内称量，防止腐蚀天平。

（6）通电前应按工作电源要求检查电压是否符合要求，若电压波动太大，应经交流稳压后再送接仪器。

（7）电源应用良好接线，以消除外界干扰，使用搅拌器时，务必使搅拌器外壳与仪器接地端相连。

（8）接通仪器电源，经10 min预热后，可进行测量工作。

# 附录 3　基因工程安全管理办法

## 一、基本信息

发文字号：国家科学技术委员会令第 17 号

效力级别：部门规章

时效性：现行有效

发布日期：1993-12-24

实施日期：1993-12-24

发布机关：国家科学技术委员会

## 二、正文

### 第一章　总则

第一条

为了促进我国生物技术的研究与开发，加强基因工程工作的安全管理，保障公众和基因工程工作人员的健康，防止环境污染，维护生态平衡，制定本办法。

第二条

本办法所称基因工程，包括利用载体系统的重组体 DNA 技术，以及利用物理或者化学方法把异源 DNA 直接导入有机体的技术。但不包括下列遗传操作：（一）细胞融合技术，原生质体融合技术；（二）传统杂交繁殖技术；（三）诱变技术，体外受精技术，细胞培养或者胚胎培养技术。

第三条

本办法适用于在中华人民共和国境内进行的一切基因工程工作，包括实验研究、中间试验、工业化生产以及遗传工程体释放和遗传工程产品使用等。从国外进口遗传工程体，在中国境内进行基因工程工作的，应当遵守本办法。

第四条

国家科学技术委员会主管全国基因工程安全工作,成立全国基因工程安全委员会,负责基因工程安全监督和协调。国务院有关行政主管部门依照有关规定,在各自的职责范围内对基因工程工作进行安全管理。

第五条

基因工程工作安全管理实行安全等级控制、分类归口审批制度。

## 第二章　安全等级和安全性评价

第六条

按照潜在危险程度,将基因工程工作分为四个安全等级:安全等级Ⅰ,该类基因工程工作对人类健康和生态环境尚不存在危险;安全等级Ⅱ,该类基因工程工作对人类健康和生态环境具有低度危险;安全等级Ⅲ,该类基因工程工作对人类健康和生态环境具有中度危险;安全等级Ⅳ,该类基因工程工作对人类健康和生态环境具有高度危险。

第七条

各类基因工程工作的安全等级的技术标准和环境标准,由国务院有关行政主管部门制定,并报全国基因工程安全委员会备案。

第八条

从事基因工程工作的单位,应当进行安全性评价,评估潜在危险,确定安全等级,制定安全控制方法和措施。

第九条

从事基因工程实验研究,应当对 DNA 供体、载体、宿主和遗传工程体进行安全性评价。安全性评价重点是目的基因、载体、宿主和遗传工程体的致病性、致癌性、抗药性、转移性和生态环境效应,以及确定生物控制和物理控制等级。

第十条

从事基因工程中间试验或者工业化生产,应当根据所用遗传工程体的安全性评价,对培养、发酵、分离和纯化工艺过程的设备和设施的物理屏障进行安全鉴定,确定中间试验或者工业化生产的安全等级。

第十一条

从事遗传工程体释放,应当对遗传工程体安全性、释放目的、释放地区的生态环境、释放方式、监测方法和控制措施进行评价,确定释放工作的安全等级。

第十二条

遗传工程产品的使用,应当经过生物学安全检验,进行安全性评价,确定遗传工程产品对公众健康和生态环境可能产生的影响。

## 第三章　申报和审批

**第十三条**

从事基因工程工作的单位,应当依据遗传工程产品适用性质和安全等级,分类分级进行申报,经审批同意后方能进行。

**第十四条**

基因工程实验研究,属于安全等级Ⅰ和Ⅱ的工作,由本单位行政负责人批准;属于安全等级Ⅲ的工作,由本单位行政负责人审查,报国务院有关行政主管部门批准;属于安全等级Ⅳ的工作,经国务院有关行政主管部门审查,报全国基因工程安全委员会批准。

**第十五条**

基因工程中间试验,属于安全等级Ⅰ的工作,由本单位行政负责人批准;属于安全等级Ⅱ的工作,报国务院有关行政主管部门批准;属于安全等级Ⅲ的工作,由国务院有关行政主管部门审批,并报全国基因工程安全委员会备案;属于安全等级Ⅳ的工作,由国务院有关行政主管部门审查,报全国基因工程安全委员会批准。

**第十六条**

基因工程工业化生产、遗传工程体释放和遗传工程产品使用,属于安全等级Ⅰ至Ⅲ的工作,由国务院有关行政主管部门审批,并报全国基因工程安全委员会备案;属于安全等级Ⅳ的工作,由国务院有关行政主管部门审查,报全国基因工程安全委员会批准。

**第十七条**

从事基因工程工作的单位应当履行下列申报手续:(一)项目负责人对从事的基因工程工作进行安全性评价,并填报申请书;(二)本单位学术委员会对申报资料进行技术审查;(三)上报申请书及提交有关技术资料。

**第十八条**

凡符合下列各项条件的基因工程工作,应当予以批准,并签发证明文件:(一)不存在对申报的基因工程工作安全性评价的可靠性产生怀疑的事实;(二)保证所申报的基因工程工作按照安全等级的要求,采取与现有科学技术水平相适应的安全控制措施,判断不会对公众健康和生态环境造成严重危害;(三)项目负责人和工作人员具备从事基因工程工作所必需的专业知识和安全操作知识,能承担本办法规定的义务;(四)符合国家有关法律、法规规定。

## 第四章 安全控制措施

第十九条

从事基因工程工作的单位,应当根据安全等级,确定安全控制方法,制定安全操作规则。

第二十条

从事基因工程工作的单位,应当根据安全等级,制定相应治理废弃物的安全措施。排放之前应当采取措施使残留遗传工程体灭活,以防止扩散和污染环境。

第二十一条

从事基因工程工作的单位,应当制定预防事故的应急措施,并将其列入安全操作规则。

第二十二条

遗传工程体应当贮存在特定设备内。贮放场所的物理控制应当与安全等级相适应。安全等级Ⅳ的遗传工程体贮放场所,应当指定专人管理。从事基因工程工作的单位应当编制遗传工程体的贮存目录清单,以备核查。

第二十三条

转移或者运输的遗传工程体应当放置在与其安全等级相适应的容器内,严格遵守国家有关运输或者邮寄生物材料的规定。

第二十四条

从事基因工程工作的单位和个人必须认真做好安全监督记录。安全监督记录保存期不得少于十年,以备核查。

第二十五条

因基因工程工作发生损害公众健康或者环境污染事故的单位,必须及时采取措施,控制损害的扩大,并向有关主管部门报告。

## 第五章 法律责任

第二十六条

有下列情况之一的,由有关主管部门视情节轻重分别给予警告、责令停止工作、停止资助经费、没收非法所得的处罚:(一)未经审批,擅自进行基因工程工作的;(二)使用不符合规定的装置、仪器、试验室等设施的;(三)违反基因工程工作安全操作规则的;(四)违反本办法其他规定的。

第二十七条

审批机关工作人员玩忽职守、徇私舞弊的,由所在单位或者其上级主管部门对直接责任人员给予行政处分。情节严重,构成犯罪的,依法追究刑事责任。

第二十八条

违反本办法的规定,造成下列情况之一的,负有责任的单位必须立即停止损害行为,并负责治理污染、赔偿有关损失;情节严重,构成犯罪的,依法追究直接责任人员的刑事责任;(一)严重污染环境的;(二)损害或者影响公众健康的;(三)严重破坏生态资源、影响生态平衡的。

第二十九条

审批机构的工作人员和参与审查的专家负有为申报者保守技术秘密的责任。

### 第六章　附则

第三十条

本办法所用术语的含义是:(一)DNA,系脱氧核糖核酸的英文名词缩写,是贮存生物遗传信息的遗传物质。(二)基因,系控制生物性状的遗传物质的功能和结构单位,是具有遗传信息的 DNA 片段。(三)目的基因,系指以修饰宿主细胞遗传组成并表达其遗传效应为目的的异源 DNA 片段。(四)载体,系指具有运载异源 DNA 进入宿主细胞和自我复制能力的 DNA 分子。(五)宿主细胞,系指被导入重组 DNA 分子的细胞,宿主细胞又称受体细胞。(六)重组 DNA 分子,系指由异源 DNA 与载体 DNA 组成的杂种 DNA 分子。(七)有机体,系指能够繁殖或者能够传递遗传物质的活细胞或者生物体。(八)重组体,系指因自然因素或者用人工方法导入异源 DNA 改造其遗传组成的有机体。(九)变异体,系指因自然或者人工因素导致其遗传物质变化的有机体。(十)重组体 DNA 技术,系指利用载体系统人工修饰有机体遗传组成的技术,即在体外通过酶的作用将异源 DNA 与载体 DNA 重组,并将该重组 DNA 分子导入宿主细胞内,以扩增异源 DNA 并实现其功能表达的技术。(十一)遗传工程体,系指利用基因工程的遗传操作获得的有机体,包括遗传工程动物、遗传工程植物和遗传工程微生物。下列变异体和重组体不属于本办法所称遗传工程体:用细胞融合或者原生质体融合技术获得的生物;传统杂交繁殖技术获得的动物和植物;物理化学因素诱变技术改变其遗传组成的生物;以及染色体结构畸变和数目畸变的生物。(十二)遗传工程产品,系指含有遗传工程体、遗传工程体成分或者遗传工程体目的的基因表达产物的产品。(十三)基因工程实验研究,系指在控制系统内进行的实验室规模的基因工程研究工作。(十四)基因工程中间试验,系指把基因工程实验研究成果和遗传工程体应用于工业化生产(生产定型和鉴定)之前,旨在验证、补充相关数据,确定、完善技术规范(产品标准和工艺规程)或者解决扩大生产关键技术,在控制系统内进行的试验或者试生产。(十五)基因工程工业化生产,系指利用遗传工程体,在控制系统内进行医药、农药、兽药、饲料、肥料、食品、添加剂、化工原料等商业化规模生产,亦包括利用遗传工程进行冶金、采油和处理废物的工艺过程。（十六）遗传工程体释放，系指遗传工程体在开放系统内进行研究、生产和应用，包括将遗传工程体施用于田间、牧场、森林、矿床和水域等自然生态系统中。（十七）遗传工程产品使用，系指遗传工程产品投放市场销售或者供人们应用。（十八）控制系统，系指通过物理控制和生物控制建立的操作体系。物理控制，系指利用设备的严密封闭、设施的特殊设计和安全操作，使有潜在危险的 DNA 供体、载体和宿主细胞或者遗传工程体向环境扩散减少到最低限度。生物控制，系指利用遗传修饰，使有潜在危险的载体和宿主细胞在控制系统外的存活、繁殖和转移能力降低到最低限度。不具备上述控制条件的操作体系，称为开放系统。

第三十一条

国务院有关行政主管部门按照本办法的规定，在各自的职责范围内制定实施细则。

第三十二条

本办法由国家科学技术委员会解释。

第三十三条

本办法自发布之日起施行。